CONTRIBUTION A L'ÉTUDE

DES

FRACTURES DE L'HUMÉRUS

ET DE

LEUR TRAITEMENT PAR LA GOUTTIÈRE PLATRÉE

CONTRIBUTION A L'ÉTUDE

DES

FRACTURES DE L'HUMÉRUS

ET DE

LEUR TRAITEMENT PAR LA GOUTTIÈRE PLATRÉE

PAR

Le Dr Victor BOUCHET

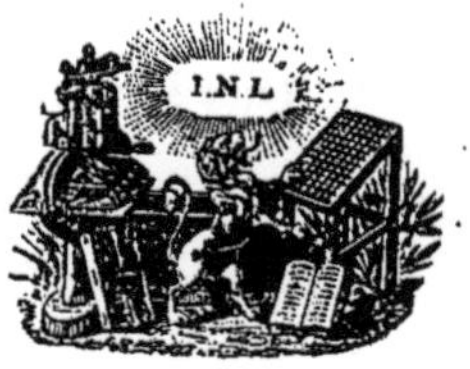

LYON

IMPRIMERIE NOUVELLE

52, Rue Ferrandière, 52

1890

INTRODUCTION

Les fractures de l'humérus sont le type des fractures qui par leur fréquence nécessitent un traitement immédiat et rigoureux ; aussi de tout temps a-t-on employé les méthodes et les appareils les plus divers.

Tous ont leurs avantages et leurs inconvénients ; mais aucun ne réalise d'une façon parfaite le double but qu'on se propose dans le traitement des fractures de l'humérus, à savoir, l'immobilisation complète des articulations de l'épaule et du coude.

Seul, l'appareil de Bonnet est le premier qui ait bien satisfait à ce double désidérata, mais il présente un certain nombre d'inconvénients que nous étudierons ultérieurement.

De nos jours, on s'est servi des appareils à extension

continue : l'appareil plâtré de M. Hennequin en est le type parfait.

Mais si cet appareil semble réaliser le perfectionnement recherché, nous croyons qu'on peut faire mieux encore, et qu'en lui faisant subir quelques modifications, on arrivera à remplir toutes les conditions voulues.

Frappé de ce fait que, dans l'appareil plâtré d'Hennequin, les chefs supérieurs s'arrêtaient juste au dessus de l'articulation de l'épaule, qu'ils n'immobilisaient ainsi peut-être pas suffisamment ; remarquant encore combien était compliquée la confection de cet appareil, M. Chandelux, tout en adoptant le même principe, emploie une gouttière plâtrée dont les chefs supérieurs s'entrecroisent sur l'articulation de l'épaule et vont se rejoindre sur la paroi thoracique opposée. C'est, si l'on veut, une légère modification de l'appareil d'Hennequin; mais comme il présente sur ce dernier, une supériorité incontestable par sa simplicité, et par son immobilisation plus complète de l'articulation de l'épaule, nous avons pensé, sur les conseils de notre maître, d'en faire le sujet de notre thèse inaugurale.

Voici le plan que nous avons adopté :

Dans un premier chapitre, nous étudions rapidement l'anatomie pathologique des fractures de l'humérus, et démontrons toute l'importance du déplacement au point de vue du traitement.

Nous consacrons notre second chapitre à l'étude des symptômes.

Le troisième chapitre comprend le diagnostic du siège de la fracture et le diagnostic différentiel.

La marche et le pronostic font l'objet d'un quatrième chapitre.

Nous passons en revue, dans le cinquième chapitre, les différents appareils employés.

Enfin notre dernier chapitre a trait à la description de la gouttière plàtrée à chefs supérieurs réclinés.

Mais avant d'entreprendre cette étude, nous tenons à adresser nos plus sincères remercîments à M. le professeur Gayet, qui a bien voulu nous faire l'honneur d'accepter la présidence de notre thèse.

Nous exprimons à M. le professeur agrégé Chandelux, notre profonde reconnaissance pour les nombreux conseils qu'il n'a cessé de nous prodiguer, et l'extrême bienveillance qu'il nous a toujours montrée : si nous n'avons pas répondu complètement à ce qu'il attendait, qu'il nous permette, du moins, de l'assurer de la réalité de nos efforts.

Nous ne saurions oublier M. Berruyer, étudiant en médecine, qui a mis à notre disposition son talent artistique avec une complaisance et une amabilité exquises : c'est à lui que nous devons ce dessin reproduit à la fin de notre thèse. Nous lui adressons tous nos remercîments.

CONTRIBUTION A L'ÉTUDE

DES

FRACTURES DE L'HUMÉRUS

ET DE

LEUR TRAITEMENT PAR LA GOUTTIÈRE PLATRÉE

CHAPITRE PREMIER

ANATOMIE PATHOLOGIQUE

Il faut remonter au milieu du XVIII° siècle, à Moscati et Ledran (1) pour trouver une distinction bien établie entre les fractures du corps et celles des extrémités de l'humérus : mais c'est avec Boyer et ses successeurs, et en particulier Malgaigne, qu'est faite véritablement la distinction des fractures du col anatomique et du col chirurgical ; et à partir de ce moment,

(1) Mémoires de l'Académie de chirurgie, et observation sur une fracture du col huméral (t XIV — 1743).

l'histoire des fractures de l'humérus est allée peu à
peu se complétant avec les descriptions modernes.
Comme nous allons le voir, chaque partie de l'humérus
atteinte de fracture comporte une étiologie, une anatomie pathologique et un pronostic différents : il importe donc de distinguer les fractures du bras, en fractures de l'extrémité supérieure (col anatomique et col
chirurgical) ; fractures de la diaphyse, et fractures de
l'extrémité inférieure.

Nous ne ferons que mentionner la prédominance de
ces fractures dans le sexe masculin. Elle est admise du
reste par tous les auteurs, que ces fractures soient le
résultat d'un traumatisme léger ou considérable, d'une
chute, d'un faux pas, du passage d'un corps pesant sur
le bras : cependant pour Trélat (1), la fracture de l'extrémité supérieure de l'humérus consécutive à une
chute, serait beaucoup plus fréquente chez la femme
que chez l'homme, grâce à son costume même qui fait
qu'elle tombe toujours de la même façon, le bras appliqué contre le torse, tandis que l'homme tombe les
bras étendus.

Tout en admettant leur fréquence dans l'enfance et
l'âge adulte, Malgaigne admet que les fractures du bras
sont notablement plus communes dans les derniers
âges de la vie : or, si on peut les rencontrer à tout âge,
les unes sont plus spéciales à l'enfance, les autres à la
vieillesse ; d'autres enfin augmentent de fréquence avec
l'âge adulte : aussi retrouvons-nous là la division natu-

______

(1) *Gazette des Hôpitaux*, 1881.

relle que nous avons signalée, des fractures des extrémités, et des fractures de la diaphyse.

Il semble résulter des statistiques générales que c'est
de 60 à 70 ans que les fractures de l'extrémité supérieure
de l'humérus, atteignent leur maximum de fréquence ;
au contraire, il y a une prédominance marquée des
fractures de l'extrémité inférieure, dans les vingt premières années de la vie : enfin les fractures de la diaphyse s'observent à tous les âges.

Ces considérations préliminaires étant faites, nous
devons faire remarquer que les extrémités supérieure
et inférieure de l'humérus sont complexes dans leur
structure, que chaque partie qui les compose peut être
le siège d'une fracture : ce serait donc là pour nous le
point de départ d'un chapitre spécial d'anatomie pathologique.

Mais nous ne voulons pas sortir des limites que nous
nous sommes assigné, ni perdre de vue la partie principale de notre travail, qui doit être le traitement des
fractures du bras.

Nous nous bornerons donc à la description sommaire
des principales lésions anatomo-pathologiques qu'on
rencontre dans les fractures des extrémités ou de la
diaphyse.

Dans son ensemble, l'extrémité supérieure de l'humérus se compose de trois parties : une tête et deux
tubérosités dites *grosse* et *petite* : la tête est limitée par
un sillon circulaire désigné sous le nom de col anatomique : enfin entre le col anatomique et le point
d'insertion supérieure des muscles grand rond et grand
pectoral, est une autre sorte de col, qui a reçu le nom
de col chirurgical.

Disons tout de suite que les fractures isolées de la tête humérale et des tubérosités sont fort rares ; elles peuvent se compliquer l'une l'autre, ou accompagner une fracture des cols anatomique et chirurgical.

Dans le cas de fracture de la tête, coexistant avec une fracture du col anatomique (cas le plus fréquent), il y a pénétration du fragment inférieur dans son épaisseur : ou bien la tête peut être mobile dans l'articulation, ou avoir éclaté en plusieurs fragments ; mais ici il n'y a pas et il ne saurait y avoir de déplacement, puisque la tête humérale ne donne insertion à aucun muscle. Il ne pourrait y avoir dans certains cas qu'un déplacement, mais dû alors à la pénétration du fragment inférieur dans la tête humérale.

Les deux variétés de fracture les plus fréquentes et les plus importantes, qui offrent pour nous le plus d'intérêt, sont pour l'extrémité supérieure de l'humérus, celles qui intéressent le col chirurgical et le col anatomique. Nous devons ici nous demander pour chacune d'elles, s'il existe un déplacement, quel il est, par quel mécanisme il se produit ; car comme nous le verrons plus loin, de là dérive l'importance d'un traitement approprié et bien dirigé.

1° FRACTURES DU COL CHIRURGICAL

Tous les auteurs sont loin d'être d'accord, en ce qui concerne le déplacement des fragments : Malgaigne, Nélaton, Gosselin, Hamilton émettent chacun une opinion différente à ce sujet.

Malgaigne (1) prétend que, quelle que soit la forme anatomique de la fracture, dans la très grande majorité des cas, elle ne présente sur le vivant aucun déplacement appréciable ; les fragments étant maintenus par la résistance du périoste et du tendon du biceps.

Lorsque ce déplacement existe, il n'est jamais complet, d'après Malgaigne, et alors le fragment inférieur est porté en dedans ou du côté de l'aisselle. Il peut cependant, dit cet auteur, se porter dans un autre sens.

Ce déplacement, pour Malgaigne, est plutôt causé par le traumatisme que par l'action musculaire.

Pour Nélaton (2), il n'existe qu'un déplacement suivant l'épaisseur et dû à l'action musculaire : le déplacement suivant la longueur ne peut avoir lieu que lorsque la fracture est oblique.

La direction du trait de fracture joue donc un rôle important dans le mécanisme du déplacement ; aussi, faut-il distinguer la fracture transversale à ligne brisée ou dentelée et la fracture oblique. Dans le cas de fracture dentelée, il est évident que le déplacement doit être rare, ou tout au moins peu prononcé.

Lorsqu'il existe, le fragment supérieur fait, en général, saillie au dehors, attiré là, entraîné par les muscles, prenant insertion sur la grosse tubérosité humérale ; le fragment inférieur est attiré en dedans par les muscles grand pectoral, grand dorsal et grand rond.

(1) *Traité des fractures et des luxations*.
(2) *Pathologie chirurgicale*, t. 1.

Ce mode de déplacement est donc dû surtout à l'action musculaire : c'est là du reste l'opinion de la plupart des auteurs ; mais il faut croire aussi que le traumatisme joue un certain rôle et intervient au moment de l'accident dans le mécanisme et le mode du déplacement.

En somme, un faible déplacement : tel est le caractère anatomique de la fracture dentelée, et le plus souvent un simple appareil contentif suffit pour maintenir les fragments en contact.

Tout autre est la fracture oblique : ici, en effet, il y a un fréquent déplacement des fragments. Decamps (1) l'aurait rencontré 15 fois sur 37, et admet qu'il peut se faire suivant la direction, l'épaisseur, la longueur et par rotation. Ce déplacement consiste le plus souvent en ce que le fragment inférieur est porté en dedans, en avant et en haut ; nous retrouverons, du reste, plus tard, en analysant les symptômes de cette fracture certains signes en faveur de ce déplacement. La cause de ce déplacement est due à deux grands facteurs, à la cause vulnérante qui écarte les fragments de leur axe, et surtout à la contractibilité des muscles irrités par les fragments qui s'exerce d'une façon brusque au début, mais qui plus tard se continue d'une façon lente et soutenue. Ce sont, d'une part, les muscles deltoïde, biceps, coraco-brachial et longue portion du triceps qui ont tendance à porter en haut le fragment inférieur ; d'autre part, les muscles huméro-thoraciques qui impriment un mouvement de rotation en dedans au

____

(1) Thèse de Paris, 1888.

fragment inférieur et le porte en même temps en avant.

Cette explication est bien de mise pour les fractures de la portion du col chirurgical où les muscles huméro-thoraciques prennent insertion ; mais il faut songer, dit M. Hennequin, à une autre interprétation, dans le cas de fracture siégeant entre les insertions dés muscles grand dorsal, grand pectoral et l'empreinte deltoïdienne.

Nous ne pouvons mieux faire que de citer ici les paroles textuelles de M. Hennequin (1) qui a eu l'occasion d'observer un certain nombre de ces factures.

« Ici, le principal rôle revient à la cause vulnérante,
« qui frappant le membre le plus ordinairement de
« dehors en dedans, pousse devant elle les fragments,
« et particulièrement l'inférieur qui est plus mobile
« que le supérieur.

« Aussitôt après la fracture de l'humérus, les frag-
« ments, l'inférieur surtout, comme étant plus libre,
« accentue son mouvement dans ce sens et devance le
« supérieur. Alors interviennent les muscles deltoïde,
« biceps, coraco-brachial, à fibres parallèles à l'axe
« du membre, qui impriment au fragment *inférieur*
« un mouvement d'ascension. Comme il est placé au
« côté interne du supérieur, celui-ci tout en étant sou-
« mis à l'action du grand dorsal et du grand pectoral,
« ne pourra se porter en dedans, sans y entraîner l'in-
« férieur placé à sa face interne. »

Nous faisons des réserves sur cette interprétation ; car n'est-il pas rationnel d'admettre que dans cette

____

(1) *Revue de chirurgie*, 1887.

variété de fracture à laquelle nous faisons allusion le fragment supérieur doit basculer en dehors, entraîné par l'action des muscles scapulo-huméraux.

Cette étude du déplacement des fragments était nécessaire, en raison de l'importance de celui-ci, il doit en effet diriger tout le traitement.

Tantôt un simple appareil contentif suffira pour opérer la réduction, si le déplacement est le fait seul de la cause vulnérante : tantôt il faudra avoir recours à des appareils plus compliqués, ayant pour but de maintenir le membre dans une extension continue, c'est qu'alors on s'adresse au déplacement secondaire, ou plutôt on cherche à vaincre la tonicité musculaire qui est la cause de ce déplacement.

2° FRACTURE DU COL ANATOMIQUE

Cette variété de fracture, quoique plus rare que la variété précédente, n'offre pas moins d'intérêt.

On la désigne encore sous le nom de fracture intra-capsulaire, quoiqu'il arrive souvent que le trait de fracture dépasse les limites d'insertion de la synoviale et de la capsule. Comme dans la variété précédente, il existe ici un déplacement : disons tout de suite que le fragment supérieur ne subit qu'un faible déplacement, parce qu'il est protégé par le moignon de l'épaule, c'est par le fragment inférieur qu'est constitué le déplacement ; s'il ne peut se faire suivant la direction, parce qu'il y a équilibre entre les muscles scapulo-thoraciques et les muscles huméro-thoraciques, il se fait tout entier suivant.la longueur, les muscles deltoïde,s biceps et longue portion du triceps agissant dans un sens et attirant le fragment inférieur, qui s'élève en se portant en dehors

Ici, comme dans la fracture du col chirurgical, le traumatisme et l'action musculaire commandent le déplacement.

3° FRACTURES DE LA DIAPHYSE

Tous les points de la diaphyse humérale peuvent être intéressés ; mais le plus souvent c'est à la partie moyenne ou au-dessous qu'existe le trait de fracture.

Avant de passer en revue les lésions anatomiques de cette variété de fracture, nous devons signaler qu'elle n'est pas rare chez l'enfant ; comme nous le verrons ultérieurement, elle a lieu souvent chez ce dernier sans déchirure du périoste qui joue alors le rôle de manchon coaptateur, c'est le type de la fracture en bois vert, qu'on peut encore rencontrer à la clavicule, ce n'est alors qu'à un certain degré de flexibilité de l'humérus, qu'on peut bien reconnaître l'existence véritable d'une fracture. Chez l'adulte, on observe la fracture transvérsale, et la fracture oblique ; le déplacement fait défaut dans la fracture transversale, celle qui succède d'ordinaire à la contraction musculaire.

Dans les fractures obliques du corps de l'humérus, il peut y avoir, dit Anger (I) : 1° déplacement angulaire ; 2° rotation ; 3° chevauchement.

(1) *Traité des maladies chirurgicales* (1865).

Boyer à fait jouer un rôle considérable à l'action musculaire, et d'après lui « lorsque l'humérus est fracturé au dessus de l'insertion du deltoïde, le fragment inférieur est porté en dehors par l'action de ce muscle, tandis que le supérieur est attiré en dedans par les muscles grand pectoral, grand dorsal et grand rond ; lorsque la fracture siége au dessous de l'insertion du deltoïde, ce muscle entraîne en dehors et en avant le fragment supérieur, et le fragment inférieur est attiré dans le sens contraire par le triceps. Quand elle a lieu dans l'étendue du brachial antérieur, il y a peu de déplacement, ce muscle contrebalançant l'action du triceps. »

Or, n'est-ce pas faire la part trop large à l'action musculaire, et ne pas tenir compte du mode d'action, de la cause vulnérante qui exerce certainement son influence sur le déplacement. Enfin il ne faut pas oublier aussi que pour qu'un déplacement se produise, il faut que le périoste soit entièrement rompu ou décollé dans une grande étendue : or le périoste de l'humérus est très-fort, et peut parfaitement résister, quand bien même l'os est éclaté.

4° FRACTURES DE L'EXTRÉMITÉ INFÉRIEURE DE L'HUMÉRUS.

L'extrémité inférieure de l'humérus est limitée en haut par une ligne passant au point où vient s'élargir la diaphyse humérale ; elle comprend deux parties articulaires, la trochlée et le condyle, et deux saillies situées en dedans et en dehors, au-dessus des surfaces articulaires, l'épitrochlée et l'épicondyle.

Nous n'avons pas en vue ici toutes les variétés pouvant intéresser l'extrémité inférieure de l'humérus ; nous laisserons un peu de côté, à dessein, les fractures intra-articulaires, pour ne pas dépasser notre but : disons seulement dès à présent que le traitement des fractures des parties supérieure et moyenne de l'humérus est dans bien des cas applicable et peut également convenir à un certain nombre de fractures intra-articulaires de l'extrémité inférieure.

Nous nous bornerons pour ce qui a trait à l'extrémité inférieure, à l'étude des fractures sus-condyliennes, et des fractures de l'épicondyle et de l'épitrochlée.

Les fractures sus-condyliennes peuvent être transversales, obliques d'avant en arrière ou obliques de droite à gauche.

Les fractures de l'épitrochlée sont l'apanage de l'enfance et de l'adolescence. Pour Hamilton, la plupart d'entre elles, ne seraient que des disjonctions épiphysaires.

D'après Malgaigne, quand les fragments se déplacent, c'est le plus souvent en formant un angle saillant en avant ; généralement le trait de fracture est dirigé en haut et en arrière, direction qui entraîne l'ascension du fragment inférieur derrière le supérieur. Il peut arriver que le fragment inférieur bascule de manière à présenter sa surface fracturée en avant.

L'épitrochlée peut être fracturé à sa base, ou à son sommet, ou brisé en fragments. En général, le fragment est attiré en bas et en avant par le groupe des muscles épitrochléens.

Quant à la fracture isolée de l'épicondyle : cette saillie faisant peu de relief à la région externe du coude est rarement atteinte par un traumatisme, et rarement fracturée. Nous n'avons donc pas à nous y arrêter.

CHAPITRE II

SYMPTOMATOLOGIE

1° FRACTURES DE L'EXTRÉMITÉ SUPÉRIEURE DE L'HUMÉRUS

a) *Col chirurgical.* -- Nous devons distinguer, comme du reste dans toute espèce de fracture, des signes subjectifs et objectifs. Le diagnostic, comme nous le verrons plus loin, est parfois embarrassant à cause de l'analogie ou plutôt de la coexistence de certains symptômes : dans une fracture et une luxation, par exemple. Sans nous étendre outre mesure sur leur valeur respective, nous devons essayer de les décrire aussi complètement que possible, car on ne peut bien diriger un traitement, et avant tout faire un diagnostic précis que si l'on a bien passé en revue et un à un les symptômes caractéristiques des diverses variétés de fractures de l'humérus.

Symptômes subjectifs. — Le signe par excellence est la douleur qui est, on peut le dire, le premier phénomène qui apparaisse ; elle est de moyenne intensité, occupe le moignon de l'épaule, est accrue par la pression et par les mouvements spontanés ou communiqués ; la pression la réveille à deux travers de doigt au-dessous de l'acromion, et c'est là, disons-le tout de suite, un élément de diagnostic important, permettant de distinguer la fracture du col chirurgical de celle du col anatomique. Il n'est pas rare de noter aussi une certaine douleur et des fourmillements dans les doigts, dus à l'irritation propagée aux nerfs du plexus brachial.

L'impuissance du membre est encore un bon signe, mais elle peut ne pas être très marquée lorsque, par exemple, le périoste n'a pas été rompu.

Symptômes objectifs. — Citons en première ligne, comme les plus importants, le gonflement et l'ecchymose.

Le gonflement, parfois très considérable, peut masquer le déplacement et même parfois empêcher de percevoir la crépitation.

L'ecchymose joue un rôle important et mérite d'être étudiée ; elle est, dit-on, un signe commun à toutes les fractures ; or, sa fréquence, sa grande étendue et sa longue durée lui impriment un cachet spécial et en

font même parfois un élément de diagnostic différentiel.

« L'ecchymose, dit Malgaigne (1), demande une
« mention spéciale. Il est très rare de la voir manquer.
« Quelquefois elle apparaît dès le premier jour, fré-
« quemment après quelques jours seulement. »

L'ecchymose se manifeste en effet immédiatement
après le traumatisme ou quelque temps après. La première ne présente rien de particulier; elle fait partie
du cortège de toutes les fractures; elle siège exacte-
tement à l'endroit où a porté le traumatisme et s'étend
rapidement dans les régions du bras et de l'aisselle,
grâce à la laxité du tissu cellulaire. Cet épanchement
sanguin superficiel et profond provient de plusieurs
sources : les vaisseaux de l'os du périoste, les vaisseaux
musculaires et les capillaires de la peau, fatalement
déchirés par l'intensité du traumatisme.

Outre cette ecchymose précoce, il se manifeste,
quelques jours après l'accident, une seconde ecchymose
différente par ses caractères, sa durée et son étendue.

M. Decamps dans sa thèse inaugurale (2), l'a longue-
ment étudiée ; nous ne ferons qu'en résumer les principaux traits : du bras et de l'aisselle qu'elle occupait
primitivement, elle s'étend peu à peu dans d'autres
régions éloignées et distantes du foyer de la fracture :
c'est ainsi qu'elle gagne lentement et progressivement
la poitrine et la région latérale de l'abdomen.

Elle passe du noir au violet, puis au vert ou au jaune

(1) *Traité des fractures.*
(2) Thèse de Paris, 1888.

brun. On l'observe sur toute l'étendue du bras, le creux de l'aisselle, la paroi correspondante de la poitrine et, enfin, d'après les observations de M. Decamps, une plaque occupe le flanc, au-dessus de la crête iliaque. Pour expliquer la marche de cette ecchymose, on peut dire qu'elle suit le trajet des muscles, c'est-à-dire la direction des fibres musculaires ; leur tonicité et leur élasticité font le reste.

Sans vouloir trop y insister, nous nous sommes arrêté à dessin sur cette ecchymose tardive dont l'existence est à peu près constante dans les fractures de l'extrémité supérieure de l'humérus, et qu'on ne trouve généralement pas au même degré dans la contusion ou la luxation de l'épaule,

Au nombre des autres signes objectifs. nous devons ranger la déformation, la mobilité, la crépitation.

La déformation consiste en un certain aplatissement de la région deltoïdienne, toutefois moins prononcé que dans la luxation de l'épaule, et une saillie irrégulière formée dans le creux axillaire par le fragment inférieur. Cette déformation en coup de hache, siège à trois centimètres environ au-dessous de l'acromion. L'axe de l'humérus se dirige alors vers la cavité de l'aisselle.

La mobilité anormale et la crépitation sont assez faciles à déterminer, pourvu qu'il n'y ait pas pénétration, et se produisent en faisant exécuter à l'humérus des mouvements de rotation sur son axe, une main étant engagée dans l'aisselle ou appliquée sur le moignon de l'épaule.

Il ne faut pas confondre cette crépitation, qui consiste en une sensation de collision entre les parties osseuses inégales, avec la crépitation sanguine qu'on peut observer à la suite d'une contusion. On peut encore avoir de la crépitation, dans le cas de frottement de deux surfaces osseuses saines, dans l'arthrite sèche par exemple, mais ici on a, dit Trélat (1), « une crépitation grosse et grasse ».

a) *Col anatomique.* — Dans cette variété, les signes sont à peu près les mêmes que ceux de la fracture du col chirurgical : douleur, ecchymose, crépitation, mobilité anormale existent au même degré. Mais on trouve ici un élargissement très accentué de la tête de l'os, par suite de la pénétration réciproque des fragments : « élargissement qui se révèle surtout par une saillie anormale en avant, sous l'apophyse coracoïde. » (2)

En somme, nous le verrons au chapitre diagnostic, les caractères différentiels d'une fracture du col anatomique et du col chirurgical, ne reposent que sur des finesses de détails ; et le diagnostic entre les deux variétés peut ainsi devenir embarrassant.

2° FRACTURES DE LA DIAPHYSE HUMÉRALE.

Les signes sont les mêmes que ceux des fractures des os longs en général : douleur, impotence du bras, mobilité anormale, flexibilité de l'humérus, possibilité d'imprimer aux fragments des mouvements en sens contraire ; saillies, déformation, raccourcissement résultant des déplacemeuts divers, et crépitation.

(1) *Gazette des Hôpitaux*, 1881.
(2) Malgaigne : *Traité des Fractures.*

Parfois, à la suite d'un traumatisme considérable, il survient un gonflement inflammatoire, qui peut empêcher d'apprécier l'étendue et la direction des déplacements, et rend ainsi le diagnostic difficile.

Il en est de même, lorsqu'il n'y a pas de déplacement, ainsi que cela arrive dans les fractures qui m'intéressent pas le périoste. Dans cette variété de fracture, dite en bois vert, qu'on rencontre chez les enfants, le déplacement et la crépitation n'existent pas : le périoste joue ici le rôle de manchon coaptateur. La mobilité ou plutôt une flexibilité anormale est le véritable et seul signe de la lésion.

3° FRACTURES DE L'EXTRÉMITÉ INFÉRIEURE DE L'HUMÉRUS.

( ) *Sus-condyliennes.* — Les symptômes qui caractérisent ces fractures, offrent une grande analogie avec ceux qui accompagnent la luxation du coude en arrière.

Ce sont tout d'abord et toujours les mêmes signes, communs à toutes les fractures : douleur, impuissance du membre, tuméfaction, crépitation. Celle-ci se perçoit en imprimant à l'avant-bras des mouvements de torsion sur le bras.

On constate en outre une déformation spéciale : il y a agrandissement du diamètre antéro-postérieur du coude : on note une mobilité anormale, et la possibilité d'imprimer à la partie inférieure du bras et par conséquent au coude des mouvements de latéralité.

La mobilité anormale est perçue aisément, lorsqu'on

fait exécuter des mouvements aux deux fragments : on
peut affirmer qu'il y a fracture lorsque le coude peut
être déplacé latéralement par suite de la mobilité
anormale qui existe au-dessus de lui, au niveau du
trait de fracture. « A l'état normal, les mouvements
du coude sont limités à la flexion et à l'extension du
cubitus sur l'humérus, et à la rotation du radius sur
un axe passant par le centre de la tête de l'os.
Quand l'avant-bras est demi fléchi sur le bras et que la
main est portée en dehors ou en dedans, il semble
qu'on détermine un mouvement de latéralité au coude,
mais c'est en réalité dans l'épaule qu'il se passe. Mais
si le bras, étant saisi et maintenu fixe, on peut imprimer ces mouvements à la main : on a là un signe
certain de fracture de l'extrémité inférieure de l'humérus (1).

On peut obtenir la crépitation par le même procédé.

b *et* c). — FRACTURES DE L'ÉPITROCHLÉE ET DE
L'ÉPICONDYLE

Disons tout de suite que, dans les deux cas, la fracture est aisément reconnaissable à la situation super-
ficielle du fragment osseux dont on peut constater la
mobilité.

Dans le cas de fracture de l'épitrochlée, on peut

(1) John PAKARD *Encyclopédie de Chirurgie* (fractures de l'extrémité inférieure du bras).

sentir le fragment en bas et en avant, où il est attiré par le faisceau des muscles épitrochléens.

Le gonflement et l'ecchymose sont manifestes au côté interne du coude.

CHAPITRE III

DIAGNOSTIC

Nous nous proposons, dans ce chapitre, de passer en revue, pour chacune des fractures de l'humérus, trois points principaux.

1º Y a-t-il fracture? Un malade se présente avec une attitude caractéristique, le membre supérieur appliqué contre le tronc, incapable de faire quelque mouvements sans déterminer une vive douleur et, avec le membre du côté opposé, soutenant et protégeant le membre blessé. On est alors en droit de soupçonner une affection sérieuse de ce membre.

On interroge tout d'abord ce malade et l'on apprend qu'il vient de faire une chute sur l'épaule, le coude ou le poignet, ou encore qu'il a reçu un coup violent sur une de ces régions; ne peut-on pas déjà présumer une simple contusion, une luxation ou, enfin, une fracture?

A la connaissance de ces commémoratifs, doit s'ajouter l'examen direct du membre blessé.

Pour plus de clarté et de précision dans notre description, et aussi pour suivre régulièrement l'ordre que nous avons adopté, nous examinerons avec soin, pour chacune des fractures de l'humérus (extrémités et corps), les trois points de diagnostic que nous avons énoncé dans notre plan.

1° FRACTURES DE L'EXTRÉMITÉ SUPÉRIEURE DE L'HUMÉRUS

La simple inspection et l'attitude du malade plaident déjà, nous venons de le dire, en faveur d'une fractu e; mais il faut avoir recours à d'autres signes plus importants.

A quoi reconnaîtra-t-on donc qu'on est en présence d'une fracture? Si les téguments sont déchirés et donnent issue à des fragments osseux, il ne peut plus y avoir de doute, le diagnostic de fracture s'impose.

Dans le cas contraire, on procède à l'examen méthodique de l'épaule intéressée, par comparaison avec l'épaule saine, et l'on constate une augmentation notable de volume et un changement de forme ; le bras est pendant le long du thorax et est incapable de faire un mouvement tant soit peu étendu; en outre, la région scapulo-humérale est le siège d'une vaste ecchymose formant manchon à tout le bras, occupant la région axillaire, et s'étendant à la portion correspondante du thorax. On l'observe enfin ultérieurement jusque sur la crête iliaque correspondante.

On peut se rendre compte avec les doigts du trait de fracture, en explorant le sillon pectoro-deltoïdien qu'on sent soulevé par le fragment.

La *douleur* et la *crépitation* sont deux signes importants, et qui, par leur siège précis et leurs caractères spéciaux, aident beaucoup au diagnostic. Outre la douleur spontanée, commune à toutes les fractures et réveillée par le moindre mouvement, mais qui est variable suivant les individus, une pression légère la provoque en certains points. Prenant sur le moignon de l'épaule, l'acromion, comme point de repère d'une part, l'apophyse coracoïde d'autre part; on suit, par une légère pression digitale, les faces externe et interne du moignon de l'épaule, jusqu'à ce qu'on provoque de la douleur; on la rencontre généralement immédiatement au-desous de ces deux points osseux, dans le cas de fracture du col anatomique. Il faut descendre à deux ou trois travers de doigt au-dessous, pour la trouver, dans le cas de fracture du col chirurgical.

La crépitation est un signe excellent de fracture; le blessé peut s'en rendre lui-même compte au moment de l'accident, ou à l'occasion d'un mouvement. On peut aisément la provoquer par les moyens que nous avons indiqués dans le chapitre précédent.

On complète enfin son diagnostic de fracture, par la mensuration du membre : on l'obtient en prenant comme points de repère en haut l'angle postérieur de 'acromion, et en bas l'épicondyle, ou de préférence le sommet de l'olécrâne (1) ; on a alors un raccourcissement variant d'un demi à un centimètre.

Tous ces signes réunis : augmentation de volume du moignon de l'épaule, modifications du sillon pectorodeltoïdien, impotence du membre, ou du moins limites dans ses mouvements, douleur et crépitation, raccourcissement, permettent d'affirmer qu'il y a fracture de l'extrémité supérieure de l'humérus, soit du col anatomique soit du col chirurgical ;

2° Il faut ici préciser davantage, et dire à quels signes on peut reconnaître l'une ou l'autre variété de fracture. C'est faire le diagnostic du siège de la fracture. Boyer, et plus tard Nélaton, ne croient pas qu'il soit possible de distinguer ces deux fractures l'une de l'autre. Gosselin dans ses *Cliniques*, partage la même manière de voir. Or, le diagnostic est cependant possible, et mérite d'être étudié d'une façon attentive, en raison de la marche parfois différente de l'une et de l'autre espèce de fracture.

M. Hennequin (2) a étudié d'une façon très complète ce diagnostic différentiel ; M. Decamps l'a reproduit dans sa thèse inaugurale : il passe en revue les ecchymoses existant aux mêmes points et avec les mêmes caractères, dans les deux variétés ; la crépitation

(1) GOSSELIN, *Cliniques chirurgicales de la Charité*, 1887.
(2) *Revue de chirurgie*, 1887.

« plus grave et plus rude » et s'obtenant plutôt par les mouvements que par la simple pression, dans les fractures du col chirur ical ; le raccourcissement à peu près nul dans les fractures du col anatomique ; nous avons dit ce qu'il était dans l'autre : l'effacement du sillon pectoro-deltoïdien dans les deux cas, mais avec soulèvement dur et résistant formé par l'extrémité du fragment inférieur, dans la fracture du col chirurgical ; enfin, dans cette variété, l'augmentation du diamètre antéro-postérieur du moignon de l'épaule ;

3° Comment peut-on établir le diagnostic différentiel de la fracture de l'extrémité supérieure de l'humérus ?

Une contusion de l'épaule peut donner lieu à une augmentation de volume du moignon, à des ecchymoses, à une impotence du membre ; mais ici pas de déformation, ni de changement dans les rapports des os ; pas de points douloureux fixes ; pas de crépitation, sauf dans quelques cas, un peu de crépitation sanguine ; pas de différence à la mensuration, avec le membre du côté sain.

La luxation de l'épaule, en avant, peut-être mise en cause, et mérite d'être soigneusement distinguée de la fracture du col chirurgical. Ici en effet, comme nous l'avons vu au chapitre de l'anatomie pathologique, le déplacement consiste en ce que le fragment inférieur est porté en dedans, c'est-à-dire du côté de l'aisselle, de manière à dépasser en dedans le fragment supérieur, d'où il résulte qu'on a comme signes caractéristiques, un vide au-dessous de l'acromion, et une saillie osseuse que la main sent parfaitement dans l'aisselle.

Or, nous retrouvons à peu près la même chose dans la luxation de l'épaule en avant ; cependant un examen attentif permet de saisir quelques différences, et de constater l'existence de signes différents dans l'une et l'autre affection.

Nous les trouvons : 1° dans l'attitude du malade ; 2° dans l'examen et la palpation de la région intéressée ; 3° dans l'examen des mouvements spontanés et provoqués.

1° Attitude du malade : dans le cas de luxation, le malade se présente le coude éloigné du tronc, et le bras dans l'abduction; dans le cas de fracture, le coude est accolé au tronc ;

2° Examen et palpation : gonflement et ecchymoses le plus souvent dans la fracture et dans la luxation ; mais beaucoup plus limités dans ce dernier cas. — Pas de crépitation vraie dans la luxation ; très marquée et facile à provoquer dans la fracture.

D'après Koënig (1), le diagnostic entre la fracture du col chirurgical et la luxation de l'épaule est parfois embarrassant, à cause de l'engrènement des fragments, et d'autre part le déplacement des fragments dans le sens de l'abduction : « Dans le cas de forte abduction et « élévation du court fragment supérieur, on pourra être « éclairé, dit-il, en enfonçant une épingle dans l'os ; « alors on fait mouvoir le bras, on suit les mouvements « de l'épingle ; car la perforation des muscles par le « fragment diaphysaire se reconnaît aisément ; les

____

(1) Kœnig. *Traité de Pathologie chirurgicale*, traduit par R. Comte (1890).

« parties molles suivant les mouvements communiqués
« à l'os. »

Ce signe de l'épingle a été mis à profit d'une autre
manière par M. Chandelux, dans un cas embarrassant ;
il s'agissait d'une femme douée d'un embonpoint extra-
ordinaire, chez laquelle l'épaisseur des parties molles
empêchait de vérifier par les autres signes, s'il y avait
fracture ou luxation de l'épaule. Voici comment
l'exploration doit être pratiquée.

Une longue épingle ou aiguille est enfoncée au
niveau du moignon de l'épaule, et deux cas peuvent
alors se présenter :

Dans le premier, après avoir pénétré à une faible
profondeur, la pointe de l'instrument piquant rencontre une surface osseuse dont on peut apprécier aisément la convexité, en promenant cette pointe à la surface. C'est alors la tête humérale en place, et l'on a
affaire à une fracture ou même à une simple contusion.
Dans le second, l'aiguille pénètre à une profondeur
considérable, atteint une surface osseuse d'une dimension restreinte, et la pointe en parcourant cette surface
reconnaît qu'elle est concave. C'est la cavité glénoïde.
La tête humérale a abandonné sa cavité : il s'agit d'une
luxation.

Parfois, le simple examen extérieur permet de
trancher la question de diagnostic ; ainsi, par exemple,
dans la luxation, il y a aplatissement de la région
deltoïdienne et saillie de l'acromion ; dans la fracture,
pas d'aplatissement, la tête humérale étant restée dans
la cavité glénoïde.

Un signe très important et qui aide beaucoup au

diagnostic, consiste dane la dépressibilité des tissus mous ; immédiatement sous l'acromion, dans la luxation : on ne retrouve cette dépressibilité dans le cas de fracture, qu'à deux ou trois travers de doigt au-dessous de l'acromion.

Dans la luxation et dans la fracture, présence d'une tumeur axillaire, mais ici inégale, et là, lisse, régulière et arrondie.

Enfin, à la mensuration : dans la luxation, il y a ou allongement léger ou longueur normale du membre ; dans la fracture, raccourcissement.

Examen des mouvements : dans la luxation, le mouvement d'adduction est impossible ; il peut encore s'exécuter dans la fracture. Ici les mouvements provoqués sont très douloureux, peu, au contraire, dans la luxation.

Chez les enfants, il est bon d'administrer le chloroforme pour assurer son diagnostic, et se convaincre que les mouvements de l'épaule sont plutôt exagérés que limités.

Notons enfin qu'on peut se trouver en présence de deux lésions simultanées : fracture du col chirurgical avec luxation de la tête humérale.

Il existe une lésion particulière à l'enfance, et pouvant parfois en imposer pour une fracture de l'extrémité supérieure de l'humérus, nous voulons parler de la disjonction épiphysaire. Pour établir ce diagnostic, il faut s'aider de l'âge du sujet, de la sensation fournie par l'extrémité supérieure du fragment inférieur,

(1) *Traité de Pathologie chirurgicale.*

qui offre une saillie aigüe et pointue dans la fracture,
et qui est au contraire convexe et transversale dans la
disjonction épiphysaire. Il faut s'aider enfin de l'existence de la crépitation qui peut manquer ou être moins
rude dans la disjonction épiphysaire.

2° FRACTURES DE LA DIAPHYSE

Ici le diagnostic se fait ordinairement avec la plus
grande facilité; qu'il nous suffise de rappeler que la
déformation du membre, la saillie angulaire de l'un
des fragments dans les fractures obliques, la flexibilité anormale de l'humérus, la crépitation, sont des
signes suffisants pour affirmer qu'il y a fracture.

Dans quelques cas exceptionnels, le gonflement
inflammatoire et l'absence de déplacement, comme il
arrive dans les fractures qui n'intéressent pas le périoste, rendent le diagnostic malaisé.

3° FRACTURES DE L'EXTRÉMITÉ INFÉRIEURE DE L'HUMÉRUS

Pour répondre aux trois points de diagnostic que
nous nous sommes proposé d'examiner pour chacune
des fractures du bras, nous nous voyons encore obligé
pour être complet, de répéter certains signes que nous
avons étudiés au chapitre des symptômes ; nous serons
aussi bref que possible.

La douleur, l'impuissance du membre, la tuméfaction ne sont pas des signes suffisants pour affirmer

qu'il y a fracture, car on peut aussi les rencontrer dans la luxation ; il faut se baser sur la crépitation, la conservation des rapports de l'olécrâne avec les tubérosités humérales, l'irrégularité des saillies osseuses, et le changement des directions respectives des axes du bras et de l'avant-bras.

Le diagnostic de fracture de l'épitrochlée ou de l'épicondyle, est marqué au coin même de chacune de ces régions, par la crépitation que le doigt peut y sentir, par la douleur qu'on y détermine, par le gonflement et l'ecchymose qu'on y constate.

Avec quelles affections peut-on confondre une fracture de l'extrémité inférieure de l'humérus, nous n'avons en vue ici que la fracture sus-condylienne, et pour ne pas nous entraîner trop loin, nous éliminons d'emblée, la fracture intercondylienne, et les fractures intra-articulaires de la trochlée et du condyle.

On ne peut guère confondre la fracture sus-condylienne de l'humérus, qu'avec la luxation du coude en arrière.

A. Cooper a le premier étudié ce diagnostic différentiel, et recommande de rechercher la crépitation ; d'après lui, dans la fracture, par une traction exercée sur l'avant-bras, tous les phénomènes disparaissent, mais pour revenir aussitôt que l'extension a cessé, tandis que la luxation une fois réduite n'est pas sujette à récidive.

Or la crépitation n'est qu'un signe insuffisant, et peut être masquée par le gonflement des parties ; et il faut recourir à des signes différentiels de plus haute valeur. On sait qu'à l'état normal, le bras étant à demi fléchi, le sommet de l'olécrâne est situé légèrement au-dessous d'une ligne qui réunit l'épitrochlée à l'épicondyle.

Ces rapports persistent dans la fracture ; tandis que dans la luxation, l'olécrâne est toujours remonté au-dessus de la ligne qui réunit l'épitrochlée à l'épicondyle.

Dans la fracture, la saillie antérieure est inégale, anguleuse ; arrondie et mousse dans la luxation.

Enfin, dans la fracture, le bras mesuré de l'acromion à l'épitrochlée, présente un raccourcissement qui n'existe pas dans la luxation.

Nous terminons ce chapitre par quelques mots de diagnostic, concernant les fractures du coude et de l'extrémité inférieure de l'humérus chez les enfants : leur fréquence chez ces derniers nécessite toujours un examen sérieux. On peut avoir affaire ici également à des fractures sus-condyliennes, à des décollements épiphysaires, à une fracture verticale intercondylienne, à l'arrachement pur et simple du condyle et de la trochlée, de l'épicondyle et de l'épitrochlée. Il faut toujours recourir au chloroforme, s'assurer que les rapports des trois tubérosités ne sont pas changés. On reconnaîtra une fracture sus-condylienne en vérifiant l'intégrité des mouvements de latéralité qu'on cherche à imprimer à l'épicondyle et à l'épitrochlée. Si au contraire, après avoir constaté un certain écartement des tubérosités, on sent cet écartement diminuer brusquement, on peut conclure à un fracture verticale (1).

(1) De Saint-Germain. — *Traité des maladies chirurgicales des enfants* (1884).

CHAPITRE IV

MARCHE ET PRONOSTIC

1° FRACTURE DE L'EXTRÉMITÉ SUPÉRIEURE DU BRAS

La distinction entre les fractures du col anatomique et celles du col chirurgical est ici encore de la plus haute importance, l'une et l'autre ont en effet une marche et un pronostic différents.

Dans les fractures extra-capsulaires ou du col chirurgical, s'il y a engrènement des fragments, la consolidation se fera bien si l'on a soin d'appliquer rapidement un appareil qui immobilise bien tout le membre. Il en est tout autrement si les fragments sont mobiles, et s'il y a déplacement : il faut avoir recours immédiatement à la réduction de ces fractures, qu'on maintiendra parfaite, grâce à l'extension, la coaptation et l'immobilisation.

Le pronostic, dans cette variété, offre donc peu de gravité dans les cas ordinaires, la consolidation est faite au bout de trente à quarante jours.

Dans les fractures intra-capsulaires ou du col anatomique, il peut y avoir, dit Gosselin, trois conditions fâcheuses pour la consolidation : « ce sont la communication du trait de la fracture avec la cavité articulaire, la brièveté du fragment supérieur et le degré plus ou moins prononcé de l'écrasement. »

Quand la fracture communique avec l'articulation, il peut en résulter une arthrite traumatique, qui est une cause de troubles fonctionnels consécutifs et tardifs. S'il y a un écrasement considérable du fragment supérieur, la consolidation devient encore de plus en plus difficile, et il peut s'établir une pseudarthrose. Si la lésion n'a pas été très prononcée, il peut y avoir formation d'un cal fibreux ou même d'un cal osseux. Dans quelques cas assez rares, la consolidation peut s'effectuer ; elle se produit alors à l'aide de stalactites osseuses (Malgaigne, Smith) qui, nées du fragment inférieur, recouvrent le fragment supérieur.

Enfin, il y a des cas où la consolidation ne se fait pas et où la tête, qui a perdu sa vitalité, se nécrose et forme dans la cavité articulaire un véritable corps étranger.

En résumé, si la fracture est extra-articulaire, on peut être à peu près certain de la consolidation. Si elle est intra-articulaire, on peut espérer une consolidation fibreuse; mais il faut aussi s'attendre à une absence de consolidation si l'on n'est pas intervenu à temps et si l'on n'a pas appliqué un appareil qui immobilise rigoureusement tout le membre. Le pronostic des fractures de l'extrémité supérieure de l'humérus est donc aggravé par le voisinage de l'articulation.

Si la fracture est au col anatomique, si la tête humérale a éclaté par suite de la pénétration du fragment inférieur dans le supérieur, elle sera suivie d'une arthrite intense; et l'on aura une ankylose complète ou incomplète.

Si la fracture est au col chirurgical, on peut encore avoir une arthrite de nature moins intense, mais plus redoutable par ses conséquences ultérieures.

Eviter l'ankylose, tel est donc le but qu'on se propose dans le traitement de ces fractures; chercher à réaliser une consolidation aussi rapide et parfaite que possible, c'est ce à quoi tous les traitements tendent en définitive, mais avec plus ou moins de perfection.

2° FRACTURES DE LA DIAPHYSE.

Tous les auteurs ou presque tous, sont unanimes à reconnaître la fréquence relative de la pseudarthrose dans les fractures de la diaphyse, qu'on peut attribuer dans le plus grand nombre des cas à la mauvaise immobilisation du coude ou de l'épaule, et aux mouvements communiqués aux fragments.

« Il ne faut pas oublier, dit Malgaigne (1), que de « toutes les fractures, celles de l'humérus sont les plus « sujettes à échapper à la consolidation ».

Gosselin (2) signale cette fréquence de la non consolidation et de la pseudarthrose dans les fractures de la diaphyse.

« On doit tenir pour certain, dit-il, que quand on est « en présence d'une fracture simple de l'humérus, on « est plus exposé à voir la non consolidation que dans « toute autre fracture, et que c'est une raison pour « multiplier ses soins et ne rien négliger. » Il admet que dans les cas ou le cal vient à manquer, cela tient à ce que l'ostéite consécutive à la fracture, a été raréfiante au lieu d'être condensante. Nous devons encore signaler la possibilité d'une complication de la fracture du corps de l'humérus, nous voulons parler de l'emprisonnement du nerf radial dans le cal, ou de sa blessure par un des fragments, d'où l'apparition du côté du membre de douleurs névralgiques et de phénomènes de paralysies de la sensibilité et de la mobilité. Dans son *Traité des résections*, le professeur Ollier insiste sur cet accident, dont le diagnostic se tire de la sensation éprouvée par le malade, lorsqu'on fait choquer les fragments l'un contre l'autre.

Cette interposition du nerf dans le cal est une indication formelle de résection des extrémités osseuses

(1) *Traité des fractures* 1847.
(2) Cliniques de la Charité 1870.

des fragments où d'intervention chirurgicale immédiate pour dégager le nerf et le libérer des portions
osseuses entre lesquelles il est engagé.

Lorsque la consolidation s'est produite avec incarcé-
ration du nerf dans le cal, on doit imiter la conduite
de M. Ollier qui, dans un cas semblable, en 1863, alla
creuser le cal avec un ciseau et un maillet et parvint
à dégager le nerf.]

Cette opération fut tentée plus tard, par Busch,
Tillaux, Trélat.

La pseudarthrose peut donc être l'aboutissant d'une
fracture du corps de l'humérus, mal traitée et surtout
mal immobilisée : il est donc nécessaire d'appliquer,
au moment même de la fracture, une fois les symptômes inflammatoires disparus, un bon appareil immobilisant complètement tous les segments du membre.

3° FRACTURE DE L'EXTRÉMITÉ INFÉRIEURE DE L'HUMÉRUS.

D'une façon générale, on peut dire que la contention
et l'immobilisation du coude, ne peuvent être obtenues
qu'au prix de grandes difficultés; d'où la fréquence relative de la non consolidation.

Nous avons omis à dessein, dans le cours de notre
description, la fracture du condyle huméral, ne vou-
lant pas parler des fractures intra-articulaires ; mais
nous avons signalé la possibilité de leur appliquer le
même traitement qu'aux autres, nous devons donc dire
quelques mots de leur pronostic et de leur marche.

Hamilton aurait vu la consolidation de cette fracture

manquer cinq fois, ou ne se faire que par un cal fibreux.
Cette tendance à la pseudarthrose peut être attribuée à
la difficulté de bien immobiliser le radius et, par suite,
à la mauvaise immobilisation du fragment détaché.

En résumé, toute fracture intéressant une quelconque
des parties de l'humérus, est susceptible de se conso-
lider difficilement ; et c'est particulièrement dans les
fractures de la diaphyse, que la pseudarthrose est fréquente. On peut parer à cet inconvénient par la réduction immédiate et l'immobilisation bien et rapidement
faite.

CHAPITRE V

TRAITEMENT

Nous abordons ici la partie la plus importante de notre travail : nous nous proposons, en effet, de passer en revue les différents appareils employés par les chirurgiens pour le traitement des fractures du bras. Sans prétendre les décrire tous et complètement, nous tâcherons d'étudier les principaux et d'en analyser les avantages et les inconvénients, dans le but surtout de montrer les progrés réalisés par la chirurgie moderne.

Dans ce chapitre, nous commençons donc à décrire les appareils dont le principe consiste dans le simple maintien des fragments en contact, sans chercher à immobiliser d'une façon parfaite les articulations de l'épaule ou du coude ; puis les appareils qui remplissent alors ce double but, notamment celui de Bonnet.

Enfin, nous terminerons par l'étude des appareils dits à extension permanente, tel que celui d'Hennequin, auquel nous faisons subir une légère modification qui nous paraît destinée à le simplifier et à en assurer la fixité.

Cet appareil modifié, employé par M. Chandelux dans plusieurs cas, lui a toujours donné d'excellents résultats ; il ne nécessite pas au préalable la mise en œuvre de l'extension et de la contre-extension pratiquées avant l'application de l'appareil, suivant le procédé de M. Hennequin. On réduit la fracture, et l'on dispose son appareil plâtré qui a encore et enfin cet avantage d'être applicable pour toutes les fractures du bras, y compris le coude, d'assurer d'une façon parfaite l'immobilisation du membre malade, et surtout de l'articulation supérieure, au moyen d'une gouttière plâtrée dont les deux chefs supérieurs s'entrecroisant sur l'épaule du côté malade vont aboutir à la paroi thoracique du côté sain.

Nous avons distingué, dans notre chapitre d'anatomie pathologique, des fractures de l'humérus, sans et avec déplacement ; les premières, comme nous l'avons vu, sont peu graves et ne commandent pas un traitement rigoureux. Il faut cependant faire quelque chose et toujours appliquer un appareil contentif, quelque simple qu'il soit : une écharpe de Mayor, un bandage de Velpeau, ou même un simple bandage de corps

renforcé par plusieurs tour de bandes venant passer
alternativement sur chaque épaule, peuvent, à la
rigueur suffire ; mais il faut, bien entendu, que le bras
soit appliqué contre la paroi latérale du thorax et
l'avant-bras fléchi, de façon que la main du membre
blessé vienne s'appuyer sur l'épaule du côté opposé.

1° FRACTURES DE L'EXTRÉMITÉ SUPÉRIEURE DE L'HUMÉRUS

Au xviiie siècle, le traitement de ces fractures variait
suivant les différents chirurgiens.

C'est ainsi que Duverney plaçait le bras à angle droit,
c'est-à-dire perpendiculairement au tronc, et le main-
tenait, pendant toute la consolidation.

Moscati suivait à peu près la même méthode, mais
tenait le coude seulement un peu écarté du tronc.

Ledran plaçait le bras parallèlement au tronc ; mais
avait soin d'interposer une espèce de matelas de linge
de l'épaisseur d'un travers de doigt.

Desault vint ensuite et, tout en adoptant le même
principe que ses prédécesseurs, conseilla de tenir
l'humérus plus écarté du tronc par en bas que par en
haut.

Boyer agissait en sens inverse.

Dupuytren se contentait d'imiter Desault.

Tous ces chirurgiens s'efforçaient de corriger les
déplacements des fragments : le principe était excellent.

Quoiqu'en dise Malgaigne (1), dans son *Traité des fractures*, il y a, le plus souvent, déplacement des fragments qu'on peut presque toujours constater, comme nous l'avons vu dans les chapitres précédents ; et c'est à la correction de ces déplacements que doivent tendre les efforts.

M. Gouéry (2), dans sa thèse inaugurale, est en parfait accord avec les idées de Malgaigne et, ce n'est qu'à titre exceptionnel qu'il admet le déplacement des fragments ; aussi le traitement des fractures de l'extrémité supérieure de l'humérus se réduit-il, pou ̀ ̈ ̀, à la plus grande simplicité.

Pour Malgaigne, il suffit de soutenir l'avant-bras dans une écharpe, et de surajouter à l'écharpe un bandage de corps, pour bien immobiliser le membre.

Il admet cependant un chevauchement dans les fractures obliques, dont seule peut avoir raison l'extension permanente ; elle serait réalisée par les appareils de Coillot, Gély, Tyrrel.

1° *Appareil de Coillot.* — Comprend une tige de bois qu'il plaçait verticalement au-devant de l'épaule, de façon à lui en faire dépasser le sommet et, en bas, le coude, l'avant-bras étant demi fléchi, deux rubans de fils, larges de deux ou trois travers de doigt, des coussins pour garnir l'aisselle et le coude. La contre extension est obtenue au moyen de l'un des rubans qui embrasse le coussin placé sous l'aisselle et dont les deux chefs vont se fixer en haut de la tige ; l'autre ruban contournant le pli du coude, en 8 de chiffre, a

(1) Malgaigne. *Traité des Fractures* 1847.
(2) Thèse de Paris, 1883.

ses deux chefs fixés à l'autre bout de la tige et opère ainsi l'extension.

2° *Appareil de Gély.* — Trois attelles clouées à plat à leurs extrémités. Il forme un triangle dont le sommet représente un angle d'un peu plus de 90°. On applique la base de ce triangle sur le côté du tronc; son angle inférieur allant jusqu'à la crête iliaque, l'angle supérieur regardant l'aisselle; le sommet du triangle est placé dans le pli du coude écarté du tronc de 12 centimètres.

L'avant-bras est ramené sur la troisième attelle.

Ici, la contre-extension est faite par l'angle axillaire appuyant contre le bord antérieur de l'omoplate.

3° *Appareil de Tyrrell.* — Cet auteur revenant aux idées de Duvernay, soutenait le bras élevé à angle droit, au moyen d'une attelle rectangulaire dont un côté s'appliquait contre le tronc, tandis que le bras reposait sur l'autre.

Ces trois appareils que nous venons de décrire, reposent tous sur le même principe : l'extension continue.

Elle est réalisée par chacun, avec plus ou moins de perfection. On peut leur reprocher déjà de ne pas chercher à immobiliser les articulations supérieure et inférieure, condition indispensable au maintien des fragments en contact.

Dans ces appareils comment s'opère la fixation ? au moyen de simples bandes qui ont l'inconvénient de se déranger au moindre mouvement, de rendre lâche l'appareil et d'exposer ainsi à un cal très apparent; ou bien si l'on cherche à serrer le plus possible son appareil

pour maintenir la réduction et conserver l'immobilisation, on peut craindre alors de voir se manifester les
accidents de compression.

Nous pourrions placer ici la description des appareils
à extension, d'un ordre plus parfait, et s'appliquant
aux fractures de l'extrémité supérieure du bras, mais
comme on peut y recourir avantageusement pour toute
fracture du bras, il est préférable d'en parler en dernier
ressort, de façon à en bien montrer toute la supériorité; nous continuerons donc par l'étude des différents
appareils employés pour les fractures de la diaphyse et
de l'extrémité inférieure.

2° FRACTURES DE LA DIAPHYSE

De tout temps on a essayé contre ces fractures toute
espèce de traitement ; chaque chirurgien a apporté son
appareil, et depuis la simple attelle qui remonte à
Hippocrate, jusqu'à l'appareil à extension permanente,
les appareils inamovibles, le plâtre, les cuirasses, les
coussins, les planchettes, les gouttières, ont eu chacun
leur période de succès, ou plutôt d'application, car
comme nous allons le voir, les indications poursuivies
étaient incomplètes.

Voici du reste l'ordre adopté par Malgaigne, dans
la description des appareils employés pour le traitement des fractures de l'humérus (1).

(1) MALGAIGNE, *Traité des fractures.*

« On s'est borné tout d'abord, dit-il, à contenir les
« deux fragments en rapport, sans s'attacher à immo-
« biliser d'une manière absolue les articulations supé-
« rieure et inférieure, tel est l'objet des attelles
« ordinaires; puis on a cherché à procurer au coude
« cette immobilité absolue : l'appareil d'Amesbury et
« les appareils inamovibles remplissent ce but. Puis on
« a étendu l'immobilisation jusqu'à l'épaule : appareil
« de Bonnet, de Lyon. Enfin, on a opposé aux chevau-
« chements l'extension permanente. »

1° *Appareil à attelles.* — Il fut surtout employé par
Boyer : il consistait en un bandage roulé depuis la
main jusqu'à l'épaule, par dessus lequel étaient placées
tout autour du membre fracturé, selon son volume, trois
ou quatre attelles; celles-ci en bois, en carton ou en
ferblanc étaient maintenues par une série de circulaires qui recouvraient tout le bras. Le bras était
ensuite accolé au tronc, et l'avant-bras placé dans une
écharpe. Enfin, l'immobilisation du membre était assurée par de nouveaux circulaires qui enveloppaient le
bras et le tronc.

Que peut-on reprocher à cet appareil? On peut dire
tout d'abord qu'il est défectueux en principe, car les
attelles ne dépassent pas les limites du membre fracturé, et ainsi, tout en immobilisant à la rigueur les
fragments, les articulations sus et sous-jacentes, c'est-
à-dire l'épaule et le coude, échappent forcément à la
contention; les bandes qui les maintiennent se relâ-
chent à la longue, et les mouvements articulaires se
communiquent aux fragments, ce qui empêche ou
retarde la consolidation. Quant aux attelles elles-

mêmes, qui font tout l'appareil, on peut leur reprocher d'exercer une pression inégale sur les parties qu'elles recouvrent.

2° *Appareil d'Amesbury.* — Tout le membre est d'abord enveloppé d'un bandage roulé du poignet jusqu'à l'épaule ; l'avant-bras est placé dans une écharpe et dans la demi-flexion.

Deux attelles en bois, fixées, à angle droit sont appliquées sur les faces antérieure du bras et externe de l'avant-bras, devenue supérieure, par suite de la position dans laquelle celui-ci est placé.

Une troisième attelle recouvre la face postérieure du bras jusqu'au coude ; deux autres attelles pour les deux autres côtés du bras.

Enfin, une dernière attelle destinée à être mise sous l'avant-bras complète l'appareil. Le tout est serré par des courroies bouclées.

Cet appareil est susceptible des mêmes reproches que celui de Boyer ; cependant, il réalise déjà un certain degré de perfectionnement, en tant qu'il cherche à procurer à l'articulation du coude une immobilisation aussi complète que possible.

3° *Gouttières.* — Sont des appareils en général, métalliques, qui ont l'inconvénient d'être souvent d'un prix très élevé ; elles ont néanmoins l'avantage de mieux immobiliser les membres, que les appareils précédents ; mais encore faut-il, pour assurer cette contention, fixer ces gouttières au thorax ; ce qui ne peut se faire qu'au prix des plus grandes difficultés, la pression et le poids de l'appareil étant des causes de gêne et parfois de souffrance pour le malade.

4° Appareil de Bonnet. — Représente une double gouttière rembourrée, enveloppant à la fois la moitié du thorax, le bras, l'avant-bras et la main. C'est une demi-cuirasse embrassant la poitrine en avant et en arrière, de laquelle part une gouttière à concavité antérieure qui se dirige en bas et en dehors, gouttière destinée à recevoir le bras ; celle-ci se continue avec une autre gouttière horizontale destinée à l'avant-bras et à la main. Tout l'appareil est en fil de fer, recouvert de peau chamoisée. La gouttière du membre supérieur est ouverte en avant, ce qui permet de surveiller la fracture ; elle est serrée par des courroies circulaires, et de cette façon on peut augmenter ou diminuer la compression, sans faire subir de mouvement au bras.

Nous trouvons bien réalisée, avec cet appareil, l'immobilisation à peu près parfaite, puisqu'elle s'étend jusqu'à l'épaule ; mais il présente cependant quelques inconvénients : d'abord son prix élevé n'est accessible qu'à quelques uns ; et ensuite l'appareil en lui-même est susceptible de déplacements : il peut remonter ou descendre, d'où la nécessité de le surveiller d'une façon attentive, pendant tout le temps de l'application. Enfin il faut un appareil nouveau pour chaque malade et chaque membre fracturé, la cuirasse du côté droit ne pouvant servir pour le côté gauche, et d'autre part, la cuirasse devant exactement embrasser le thorax du malade, doit nécessairement varier de dimension suivant la conformation et le développement de la poitrine.

M. Després (1) reproche à cet appareil de ne pas

____

(1) *Chirurgie journalière* (1877).

tenir en place, d'être susceptible de remonter ou de descendre. Pour parer à cet inconvénient qu'il prévoyait du reste parfaitement, Bonnet faisait de l'extension continue sur le bras à l'aide d'un poids.

5° *Appareils inamovibles.* — Ce sont des bandages qui enveloppent le membre, et que l'on imbibe d'un liquide à l'aide duquel ils acquièrent en se desséchant, une grande solidité. Ils ont été employés de tout temps.

Les chirurgiens arabes qui en auraient étendu l'usage à toutes les fractures, fabriquaient une colle faite avec de l'albumine. Il faut arriver jusqu'en 1834, pour voir substituer l'amidon à l'albumine ; et Velpeau, en 1837, remplace l'amidon par la dextrine. On s'est encore servi du plâtre, ou du silicate de potasse.

Velpeau avait recours à une de ces sortes d'appareils fort simples, consistant dans l'application d'un bandage roulé, dextriné depuis la main jusqu'à l'épaule, et fixé supérieurement par quelques tours de spica. Dans quelques cas exceptionnels, il ajoutait deux plaques de carton ou des compresses graduées.

On peut reprocher à cet appareil qui est assurément très simple, de masquer complétement les parties, et d'empêcher ainsi la surveillance du foyer de la fracture.

On a fait, dit Malgaigne (1) à ces appareils inamovibles, un certain nombre de reproches : « c'est par exemple, d'exercer au commencement une pression trop forte, puis au contraire de devenir trop larges à la fin ».

______

(1) *Traité des Fractures* (1847).

Gosselin (1)soutient les mêmes idées.

M. Legouest (2) prétend que « les bandages inamovibles réussissent souvent, mais souvent aussi sont un obstacle à la consolidation. En recouvrant le membre dans toute son étendue, on le prive du contact salutaire de l'air, on entrave les fonctions de la peau, on perpétue l'amaigissement et l'allanguissement des parties vitales ».

M. Desprès considère ces appareils comme produisant une incurvation de l'humérus et un cal très saillant ; ils donnent en outre une raideur marquée des articulations ;

6° *Appareils à extension permanente.* — Ils ont été surtout employés dans les cas de déplacement considérable avec chevauchement des fragments.

D'après Swinburne, cité par John Packard (3) ce serait là le seul traitement rationnel de ces traumatismes : aussi préconise-t-il l'appareil suivant qui offre cet avantage remarquable, d'être d'une extrême simplicité ; une simple attelle de carton appliquée en dehors, en dedans ou en arrière du bras, et fixée à lui par en bas avec des bandelettes agglutinatives formant anse pour l'extension. La contre extension se fait par l'aisselle.

J.-L. Petit se servait d'une simple écharpe, mais qu'il recommandait de nouer plus lâche que pour les fractures sans déplacement, afin de laisser pendre un

(1) Cliniques de la Charité (1879).
(2) *Traité de Chirurgie d'armée* (1872).
(3) *Encyclopédie de Chirurgie*, tome IV (1885).

peu le bras, et de faire ainsi contre-poids à l'action musculaire.

Pétrequin suspendait un poids à l'avant-bras pendant le jour, et pendant la nuit le remplaçait par deux lacs embrassant l'un le coude, l'autre l'aisselle, et allant se fixer au chevet et au pied du lit.

Bonnet employait sa cuirasse, en l'attirant en bas à l'aide de sous-cuisses.

Coillot et Gély, dont nous avons décrit ailleurs les appareils, les ont appliqués aussi aux fractures de la diaphyse.

Lonsdale avait imaginé une attelle en fer assez longue pour s'étendre de l'aisselle jusqu'au dessous du coude : l'extrémité inférieure se recourbe par dessous le coude, comme pour l'embrasser, et se termine par une sorte de crochet pour servir de point d'appui au bandage, et dans le même but le corps de l'attelle présente en regard et au niveau de ce crochet deux petites saillies latérales. L'autre bout de l'attelle est surmonté d'une béquille qui monte et descend sur l'attelle, et se fixe à la hauteur voulue au moyen d'une vis de pression : la béquille placée sous l'aisselle, et le coude engagé dans la courbure inférieure de l'attelle où il est retenu par une bande que le crochet et les saillies latérales empêchent de glisser ; on fait l'extension en tirant sur le coude d'une part, de l'autre sur la béquille. Une fois les fragments mis en place, il ne reste plus qu'à serrer la vis.

John Packard, de Philadelphie, emploie une attelle de bois, appliquée au côté externe du bras, qu'elle dépasse un peu en haut et en bas ; la contre-extension est faite au moyen de bandelettes adhésives simplement disposées autour du bras, au-dessus du siège de la fracture ; l'extension se fait en dessous, de la même façon.

Clark, de Saint-Louis, suspend un poids à la partie inférieure du bras, au moyen de bandelettes adhésives qui prennent leur point d'appui au niveau du pli du coude.

Malgaigne, appréciant les appareils à extension permanente, prétend que celle-ci « est une ressource toujours dangereuse, souvent inutile, et qui exige dans son application, beaucoup de réserve et de vigilance. »

Desprès (1) prétendant « que l'on chercherait en vain un appareil capable de prévenir toute déformation, car aucun ne peut presser sur l'os directement », pense que l'appareil le plus simple peut suffire pourvu qu'il immobilise suffisamment le bras, et empêche les mouvements de flexion et d'extension du coude. Celui qu'il emploie, est signalé dans son traité de chirurgie, et reproduit dans la thèse de M. Gouéry (2) qui le présente « comme une écharpe modifiée, et reposant sur ce principe, qu'on se sert du tronc comme attelle pour le membre supérieur. »

« Cet appareil consiste en un bandage de corps de « 1 m. de long sur 0,30 c. de hauteur, auquel sont « fixées deux bretelles faites avec une bande de toile ; « il est pourvu d'un godet obtenu par un pli fait au « linge, et cousu, destiné à contenir le coude. On a

(1) DESPRÈS. *Chirurgie journalière.*
(2) GOUÉRY. Thèse de Paris, 1883.

« soin d'appliquer un tampon d'ouate dans l'aisselle
« du côté malade, et on met le coude du côté fracturé
« dans le godet du bandage ; puis on fait le tour du
« tronc avec le bandage, de façon à en ramener l'ex-
« trémité opposée vers le point de départ, c'est-à-dire
« en avant sur la poitrine et jusque sous le bras
« blessé ; l'autre extrémité c'est-à-dire celle située du
« côté du godet est rabattue par dessus l'avant-bras
« qu'on serre ainsi contre la poitrine. On fixe le ban-
« dage au moyen des bretelles passées sur les épaules,
« et qu'on attache celui-ci ; enfin deux ou trois épin-
« gles fixent en avant les extrémités du bandage. »

En somme d'après M. Gouéry, « le point capital de
l'application de ce bandage, est de serrer le bras contre le tronc qui doit lui servir d'attelle. Le principe de
cet appareil est, dit-il, le même que celui de la double
gouttière de Bonnet, car tout les deux se servent du
tronc comme point d'appui. »

3º FRACTURES DE L'EXTRÉMITÉ INFÉRIEURE DU BRAS

Le voisinage de l'articulation du coude vient toujours aggraver ces fractures qui, bien qu'elle ne soient
pas intra-articulaires, peuvent se compliquer d'une
raideur articulaire prolongée. La principale indication
du traitement est donc de prévenir cette raideur et la
possibilité d'une ankylose; mais il faut chercher surtout
à corriger les déformations et à maintenir les fragments
dans leurs rapports normaux, jusqu'à ce que la consolidation se soit effectuée.

On a préconisé plusieurs méthodes de traitement de ces fractures ; chaque chirurgien a eu son appareil.

Néanmoins, on a toujours reconnu la nécessité de placer l'avant-bras dans la demi flexion ; l'ankylose, si elle vient à se produire, étant moins incommode dans cette situation. On s'est servi d'attelles coudées immobilisant à la fois le bras et l'avant-bras. C'est ainsi qu'Henckel employait les attelles coudées latérales. Boyer avait recours aux attelles coudées postérieure et antérieure. A. Cooper supprima l'attelle condée antérieure, et la remplaça par une petite attelle droite occupant la face antérieure du bras seulement, et destinée à repousser en arrière le fragment supérieur. Dupuytren glissait sous les attelles des compresses graduées, en avant et en arrière, de façon à maintenir réduits les fragments. Malgaigne ne plaçait en arrière qu'une gouttière ou une attelle en carton.

Morel Lavallée avait imaginé des appareils articulés, formés de trois parties, une brachiale, une antibrachiale et une médiane qui enveloppe le coude.

Signalons encore les attelles de Physick, coudées à angle droit et s'appliquant sur les faces latérales du bras et de l'avant-bras.

Ces diverses attelles ont eu chacune leur période de vogue ; aujourd'hui encore, on y a recours dans quelques cas. Mais nous donnons la préférence aux appareils à extension continue et surtout à la gouttière plâtrée, modification de l'appareil de Hennequin, employée par M. Chandelux, et que nous décrirons dans notre dernier chapitre.

TRAITEMENT DES FRACTURES
DE L'EXTRÉMITÉ INFÉRIEURE DE L'HUMÉRUS
CHEZ LES ENFANTS

La fréquence de ces fractures chez les enfants mérite une mention spéciale, au point de vue qui nous occupe ; mais disons tout de suite qu'on peut avoir affaire à une fracture véritable, ou à un décollement épiphysaire, distinction importante à établir pour le traitement.

D'une façon générale, on traitait ces fractures par la flexion ou la demi-flexion. Pézerat, Coulon, Marjolin ont proposé, les premiers, l'extension pour quelques cas de fractures sus-condyliennes de l'humérus.

M. Laroyenne, frappé de ce fait que la réduction dans les fractures transversales était plus parfaite dans l'extension que dans la flexion, pensa que ces fractures devaient être, pour cette raison, traitées par l'extension, chez les enfants et les adolescents.

Il fit alors entreprendre une série d'expériences par un de ses élèves, M. Berthomier (1), dans le but de rechercher quels étaient les caractères des fractures qu'il convenait de traiter par l'extension.

Les causes des fractures du coude sont, par ordre de fréquence : les chutes sur le coude ou sur la paume de la main, les chocs où pressions brusques sur le coude, la flexion latérale, les tractions sur l'avant-bras avec ou sans torsion.

(1) BERTHOMIER. Thèse de Paris, 1875.

M. Berthomier a reproduit expérimentalement les fractures du coude par ces divers moyens, et, entre autres conclusious, est arrivé à reconnaître que « le périoste de l'extrémité inférieure de l'humérus, presque toujours rompu à la partie postérieure, ne l'est jamais à la face antérieure ou ne l'est que sur les côtés ; qu'il est habituellement plus. ou moins décollé ; en outre, que le fragment inférieur fait presque toujours saillie en avant; que, dans l'extension, la réduction des fragments est parfaite, tandis que dans la flexion le fragment inférieur tend à basculer en avant. »

Dans une deuxième série d'expériences, M. Berthomier a constaté qu'il peut y avoir disjonction épiphysaire, et qu'elle est produite par des tractions sur l'avant-bras, avec ou sans torsion; enfin, que, dans les arrachements épiphysaires du condyle externe et de l'épicondyle, les fragments sont exactement maintenus en contact par la flexion, et que, dans les arrachements épiphysaires de la trochlée et de l'épitrochlée, la réduction est plus parfaitement obtenue au moyen de l'extension.

Il importe donc de distinguer deux variétés de fracture de l'extrémité inférieure de l'humérus, chez les enfants : les unes, ce sont les plus fréquentes, que l'on traitera avantageusement par l'extension complète, avec supination, ce sont les fractures proprement dites de l'extrémité inférieure de l'humérus et aussi les arrachements épiphysaires de l'épitrochlée ; les autres, dites arrachements épiphysaires du condyle externe, doivent être traitées par la flexion combinée avec la supination complète de l'avant-bras.

TRAITEMENT PAR LE MASSAGE

Avant d'étudier les appareils à extension continue, avec ou sans poids, nous voulons dire quelques mots du traitement des fractures de l'humérus par le massage.

Dans sa thèse inaugurale, M. Cadet (1), sous les auspices de M. Lucas-Championnière, étudie d'une façon toute spéciale ce mode de traitement, auquel il donne le pas sur les appareils contentifs qui entraînent, d'après lui, l'atrophie du deltoïde, des troubles de la sensibilité et de la nutrition, l'atrophie des muscles du bras, la raideur et la gêne dans les mouvements, et parfois même l'ankylose de l'épaule.

Le traitement par le massage et la mobilisation, offrirait comme avantages, de faire disparaître rapidement la douleur, le gonflement et les ecchymoses, et surtout d'amener promptement la formation du cal ; enfin de prévenir les œdèmes de l'avant-bras et de la main, qu'on peut rencontrer avec les appareils immobilisateurs. Tels sont les résultats immédiats du massage.

Pour éviter toute action nocive sur le foyer de fracture, M. Cadet recommande de ne pas pratiquer le massage sur les points fracturés.

Les manœuvres du massage, pour MM. Lucas-Championnière et Cadet, sont un peu différentes de celles employées par Tillanus et M. L. Tripier : c'est le mas-

(1) *Traitement des fractures de l'extrémité supérieure de l'humérus par le massage*, Th. Paris, 1889.

sage par pressions avec frictions légères, complété par
les mouvements provoqués des articulations voisines
de la fracture.

Quelles sont les indications et les contre-indications
du massage, pour M. Lucas-Championnière?

On peut masser immédiatement après l'accident,
dit-il, les fractures sans déplacement ou avec un déplacement modéré, et les fractures par pénétration.

Quant aux fractures avec déplacement considérable,
il faut attendre plusieurs jours, et même quelquefois
très longtemps, le membre étant immobilisé, l'avant-
bras fléchi à angle droit sur le bras, et dans une
position intermédiaire à la pronation et à la supination; il faut donc attendre, s'il y a mobilité prononcée,
que la consolidation commence à se produire avant de
pratiquer le massage.

Nous ferons remarquer que ces règles formulées
pour le traitement des fractures de l'humérus par
le massage, restreignent beaucoup, en somme, l'em-
ploi de la méthode. Elles nous semblent d'ailleurs
fort sages. Les fractures sans déplacement ou par
pénétration ont la valeur clinique de l'entorse, affection pour laquelle le massage est si efficace, et
par conséquent il doit aussi rendre de grands services
dans de telles fractures. Mais lorsqu'il s'agit de fractures avec déplacement, le massage nous paraît tout à
fait contre indiqué, sinon dangereux, car il expose à
des retards dans la consolidation ou même à des pseudarthroses, par suite des déplacements répétés qu'il
produit chaque fois sur les fragments, dans le foyer de
la fracture.

TRAITEMENT DES FRACTURES DE L'HUMÉRUS, PAR L'APPAREIL PLATRÉ, APPLIQUÉ SOUS L'EXTENSION CONTINUE OU APPPAREIL DE M. HENNEQUIN.

Cet appareil dont nous allons essayer d'esquisser la description, est, disons-le tout de suite, le type du traitement des fractures de l'humérus, en tant que pouvant s'appliquer dans toutes les fractures du bras, avec chevauchement ; il réunit en effet un grand nombre des conditions requises, et mérite un examen sérieux.

En revanche, il présente quelques inconvénients que nous signalerons plus tard : aussi lui préférons-nous la gouttière plâtrée à deux chefs supérieurs réclinés, employée par M. Chandelux, que nous décrirons dans notre dernier chapitre.

Avant de préparer et d'appliquer l'appareil de M. Hennequin, il est un certain nombre de précautions préliminaires qu'il importe de prendre : et d'abord, la position à donner au blessé, qui peut être variable suivant l'intensité du traumatisme. Tantôt en effet le malade peut être assis sur une chaise placée au-dessous d'un piton fixé au plafond ; tantôt il reste dans le décubitus dorsal, le moignon de l'épaule et le bras émergeant du lit. Puis on procède à l'application de feuillets de ouate sur l'avant-bras et le cinquième inférieur du bras ; on les fixe par une bande de toile. On a toujours soin de disposer sur les bords interne et externe de l'avant-bras, des petits rouleaux de ouate, destinés à supporter la pression exercée par les parties inférieures de l'appareil. Enfin une compresse-languette dont on a eu soin de garnir l'intérieur avec une feuille d'ouate, est appliquée dans le creux de l'aisselle, de façon que sa partie moyenne corresponde à ce creux, tandis que les deux chefs contournant, l'un en avant, l'autre en arrière le moignon de l'épaule viennent se croiser en x sur la face supérieure de celui-ci, où une épingle les réunit.

Ceci fait, l'avant-bras est fléchi presque à angle droit, et ainsi immobilisé par une bande dont le milieu embrasse le poignet, et les deux chefs sont dirigés sur l'épaule droite et l'épaule gauche et se croisent de telle façon que le chef droit passe sous l'aisselle gauche, et celui de gauche sous l'aisselle droite. On les réunit ensuite par un nœud.

Le malade, ainsi placé et préparé, on s'occupe de la contre-extension et de l'extension : la première est établie au moyen d'une bande placée sur les parties axillaires et latérales de la compresse ouatée. Les deux chefs de cette bande vont se fixer au point d'appui choisi au préalable. On obtient l'extension par une bande dont la partie médiane est placée sur la face postérieure et inférieure de l'humérus, et les deux chefs se croisent obliquement sur la face antéro-supérieure de l'avant-bras et se dirigent vers le sol ; on attache à chacune des extrémités pendantes de la bande un poids de 2 kilogrammes environ. Par ce procédé d'extension et de contre-extension, le temps nécessaire à la confection de l'appareil suffit pour obtenir la réduction.

Pour fabriquer l'appareil, on prend une bande de tarlatane de 1 mètre de longueur et ayant pour largeur la circonférence du bras, prise à sa partie moyenne ; sur le milieu de cette bande, on trace une ligne longitudinale sur laquelle on marque des longueurs correspondant au volume du moignon de l'épaule à la longueur du bras, aux chefs inférieurs qui doivent entourer l'avant-bras. On retranche l'excédent de longueur.

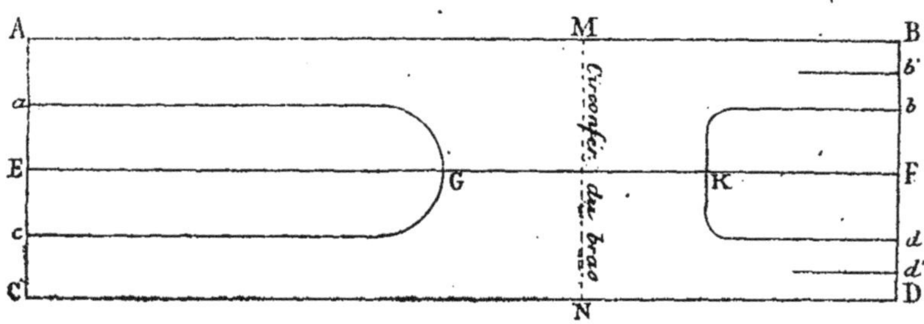

soit *A B C D*, le rectangle représentant la bande de tarlatane avec laquelle il s'agit de construire l'appareil en *H* de M. Hennequin.

La largeur est donnée par la ligne *M N*, qui représente la circonférence du bras.

Les trois longueurs *F K*, *K G*, *G E* correspondent au volume du moignon de l'épaule à la longueur du bras et aux chefs inférieurs qui doivent entourer l'avant-bras. On décrit du trait transversal supérieur *B D* une courbe en forme de fer à cheval *b k d*, et du trait transversal inférieur une même courbe, mais dirigée en sens contraire *a G c*. On retranche alors avec des ciseaux les parties comprises entre ces lignes, c'est-à-dire *a c* et *b d*, et on divise les chefs supérieurs *B b* et *D d* en deux, selon leur longueur.

Le bandage ainsi découpé représente un *H* à deux chefs supérieurs bifides. Une fois préparé, on le plonge et le pétrit dans le liquide plâtré, puis on l'applique de la façon suivante lorsque, bien entendu, on s'est assuré que la réduction est parfaitement faite.

Le chirurgien réunit les chefs supérieurs de l'appareil *B b* et *D d* dans une seule main et les tient en avant et en arrière du bras ou plutôt du moignon de l'épaule, fait coïncider le centre de l'échancrure avec le creux de l'aisselle et le milieu de la bande contre-extensive.

Il amène les portions internes *bb'* et *dd'* de chaque chef bifide en dedans de la bande contre-extensive, et les applique sur la face supérieure du moignon de l'épaule ; les portions externes *Bb'* et *Dd'*, en dehors de la bande contre-extensive et les fait entre-croiser à leur tour sur le moignon de l'épaule.

Cette extrémité supérieure étant maintenue par un aide, on applique sur le bras le plein de l'appareil, dont l'extrémité inférieure *AC* se met à cheval sur la face antéro-supérieure de l'avant-bras ; les deux chef *Aa* et *Cc* s'entrecroisent sur la face postérieure du bras, pour gagner ensuite la face antérieure et se terminer au niveau de l'apophyse styloïde du cubitus.

On applique, par-dessus tout cet appareil, une bande en toile, dans le seul but de mouler le plâtre sur les régions qu'il occupe ; cette bande est du reste enlevée au bout de quelques instants. Puis on supprime l'extension et la contre-extension, et l'on finit de dégager de

dessous les chefs supérieurs de l'appareil platré, les
extrémités libres de la bande contre-extensive.

L'appareil, ainsi terminé, repré-ente un cylindre creux
incomplet, sur lequel est une large fenêtre allant du
milieu de la face externe du deltoïde à l'olécrâne, qui
permet de surveiller la marche de la consolidation et
les accidents de compression qui peuvent survenir.

« Cet appareil, dit M. Decamps (1), est facile à fabriquer, car, que faut-il? Ouate, bande, plâtre », Oui;
mais, ajouterons-nous volontiers, très long à préparer,
et, en somme, assez compliqué dans sa structure. Sans
doute, cette gouttière plâtrée, appliquée sous l'extension, a l'immense avantage d'immobili-er d'une façon
définitive les fragments; mais un appareil plus simple
et remplissant le même but, peut être à la portée de tous,
au point de vue de. l'application immédiate, de sa
fabrication instantanée, sans extension et contre-extension préalable, faite au moyen des poids : deux conditions précieuses pour les cas urgents, en présence
desquels un médecin, à la campagne, peut se trouver.

Avec cet appareil, est-on jamais sûr du poids nécessaire pour opérer la réduction des fragments? Peut-on
enfin espérer l'avoir obtenue toujours au bout de vingt
à trente minutes ?

MM. Hennequin et Decamps admettent parfaitement
la possibilité de ce dernier cas, et recommandent alors,
si la réduction n'est pas complète : « d'exercer une
traction sur l'extrémité inférieure de l'humérus, avec

(1) DECAMPS (Thèse de Paris 1888).

une main ; et, avec l'autre, refouler vers l'axe du membre, le fragment dévié. »

Mais alors à quoi sert l'extension par les poids, et pourquoi ne pas agir plus simplement, dès le principe, en opérant la réduction manuelle des fragments pendant la dessication de l'appareil plâtré.

Enfin, au point de vue de l'appareil immobilisateur lui-même, ne peut-on pas encore immobiliser et fixer d'une façon plus parfaite le moignon de l'épaule, que ne le fait l'appareil d'Hennequin, dont les chefs supérieurs s'arrêtent juste sur l'épaule? Ne peut-on pas espérer d'obtenir un plus parfait résultat, en prolongeant l'entrecroisement des chefs jusque sur la partie opposée de la poitrine?

En somme, nous reconnaissons d'immenses avantages à l'appareil de M. Hennequin, et parmi eux celui de donner aux fragments une immobilité assez complète, et de diminuer ainsi les chances d'une pseudarthrose; la gouttière plâtrée étant bien le meilleur appareil immobilisateur. Nous lui reprochons surtout d'être un peu compliqué dans sa fabrication; et nous pensons qu'on peut se dispenser de faire de l'extension et de la contre-extension par des poids.

L'appareil que nous allons maintenant décrire, et qui fait l'objet de notre dernier chapitre, a été employé dans un certain nombre de cas avec succès par M. Chandelux ; nous ne voulons pas dire par là que ce soit un appareil nouveau, car le principe sur lequel il repose, est exactement le même que pour l'appareil d'Hennequin dont il n'est d'ailleurs qu'une modification.

CHAPITRE VI

GOUTTIÈRE PLÂTRÉE A CHEFS SUPÉRIEURS RÉCLINÉS
OU APPAREIL DE M. HENNEQUIN MODIFIÉ

D'une façon générale, on peut dire que toute fracture, quelle qu'elle soit, s'accompagne pendant les quelques jours qui la suivent, d'augmentation notable de volume de la région, de réaction inflammatoire qui vont en s'accentuant.

On ne peut donc pas songer alors à l'application d'un appareil plâtré qui, à ce moment, par la compression qu'il exerce sur un membre déjà enflammé, peut être une source de vives douleurs et d'accidents consécutifs graves ; en outre, l'appareil appliqué dès le principe sur des téguments distendus, deviendra beaucoup trop large, une fois ces phénomènes réactionnels disparus ; et dès lors, il ne fixera plus le membre qui pourra exécuter des mouvements qui se communiqueront aux fragments.

Une fracture de l'humérus accompagnée de ces accidents inflammatoires du début ne peut donc pas être traitée tout de suite par l'appareil plâtré : s'il convient d'attendre quelques jours, il importe cependant de faire un traitement immédiat et qui vise ces phénomènes et leur rapide disparition.

On peut entourer le foyer de la fracture de compresses résolutives imbibées d'eau blanche, par exemple, qu'on renouvelle et arrose fréquemment ; on peut alors placer le membre dans une gouttière ordinaire bien garnie de coton, et l'immobilisation sera faite momentanément avec des bandes ordinaires.

Il n'est pas nécessaire de déranger chaque fois cet appareil provisoire pour renouveler les compresses résolutives ; on se contente d'arroser fréquemment, avec le liquide employé, la région enflammée et par dessus le bandage. On évite ainsi les mouvements qu'entraîne fatalement tout déplacement de l'appareil, et l'on se place ainsi dans les conditions les meilleures pour la disparition du gonflement et de l'épanchement sanguin.

Au bout de trois jours environ, l'état des parties est généralement assez modifié pour permettre l'application de l'appareil.

Celui que nous allons décrire ne nécessite pas, au

préalable, les précautions qu'il faut prendre avec l'appareil d'Hennequin : soit le choix de l'emplacement pour pouvoir établir la contre-extension, soit les préparatifs de poids pour l'extension, soit encore l'application d'un bandage pour protéger la main, l'avantbras et le cinquième inférieur du bras.

Avant d'appliquer l'appareil plâtré, le chirurgien, par des tractions sur le bras et des manœuvres de coaptation, se rend compte si la réduction de la fracture s'obtient aisément et complètement. Dans ce cas, il est absolument inutile d'anesthésier le malade et de chercher à maintenir la réduction pendant que l'on applique la gouttière plâtrée et qu'on la fixe par des tours de bande assez fortement serrés. Cette réduction sera faite et maintenue, une fois l'appareil appliqué, au moment où la dessication le rendra dur et rigide.

DESCRIPTION ET CONFECTION DE L'APPAREIL

La modification légère apportée à l'appareil de M. Hennequin a pour but, comme nous l'avons déjà dit, d'assurer sa fixité sur le moignon de l'épaule, par le point d'appui qu'il prend sur le côté opposé du thorax; disons maintenant en quoi il consiste, et indiquons les règles qui doivent présider à son application.

Pour confectionner cet appareil, on prépare une pièce de tarlatane de dix à douze doubles environ, et d'une longueur suffisante pour envelopper tout le membre supérieur jusqu'à la racine des doigts, recouvrir exactement le moignon de l'épaule, et se continuer jusque sur la paroi thoracique opposée. On taille alors dans cette pièce la partie qui doit être trempée dans le plâtre, ce qu'on obtient de la façon suivante :

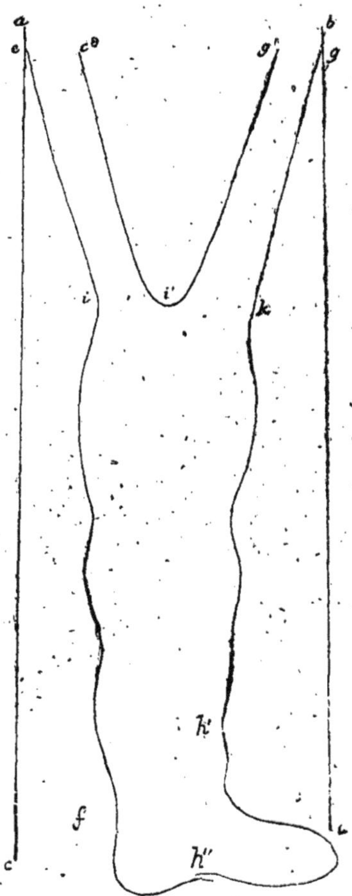

Soit *a b c d*, la pièce de tarlatane, de longueur voulue, avec laquelle il s'agit de construire la gouttière plâtrée.

On mesure d'abord sur cette pièce une longueur égale à la distance qui sépare le sommet de l'aisselle de la racine des doigts, et l'on fait une marque en ce point. Puis, à partir de ce point, on divise la tarlatane par son milieu, en deux moitiés, jusqu'à l'extrémité qui doit s'appliquer sur la partie latérale du thorax, du côté sain. Ceci fait, les deux chefs ainsi formés sont glissés sous le membre du côté non blessé et, en tirant sur eux, l'un en dedans, l'autre en dehors, on amène jusqu'au sommet de l'aisselle l'angle de division résultant de la section médiane qui a été faite. Alors, on ramène au-devant du bras et de l'avant-bras les deux bords de la pièce, le plein répon-

dant à la face postérieure du membre, et l'on trace
au crayon sur les deux faces de l'étoffe deux traits
qui correspondent à la ligne suivant laquelle les deux
bords viendraient s'accoler pour envelopper étroitement et très exactement le membre, en les suppo-
sant réunis par une couture. On retranche alors
avec les ciseaux toute la portion des doubles de tarlatane, située en dehors des traits faits avec le crayon,
et l'on a ainsi un manchon d'étoffe qui, du haut jusqu'en bas, peut entourer complètement les parties.
Mais le tassement de l'étoffe imprégnée par le plâtre,
ou le retournement des bords, fait par les doigts des
aides au moment de l'application de l'appareil, produira
forcément une rétraction du tissu, et laissera à découvert environ le 1/4 de la circonférence du bras et de
l'avant-bras, sur leur face antérieure.

On a soin de tailler l'extrémité inférieure du trait
externe, en forme de crochet, de façon qu'il puisse
s'adapter au pouce, le contourner et s'y fixer : soit
h' d h".

Ceci fait, on termine le tracé des chefs supérieurs,
en formant avec les traits *i f* et *k h'* une sorte d'ellipse
qu'on obtient par les tracés des lignes *ie, gk, g' i' c'*.

Ces tracés terminés, on retranche avec les ciseaux,
les parties comprises entre *c i e f, g k h d, c' i' g'*.
L'appareil représente alors à peu près exactement la
forme d'un *y*.

On prépare le liquide plâtré, suivant les procédés
ordinaires, on y plonge et pétrit l'appareil, et on l'ex-
prime légèrement avant son application.

Il est à remarquer que le patron de l'étoffe ayant été

dessiné sur le côté sain, il suffit de le retourner pour qu'il puisse s'adapter au membre blessé.

APPLICATION DE L'APPAREIL

Il importe, au préalable, de placer dans l'aisselle, une bande de coton assez large, dont le sommet répond à l'aisselle, dont l'un des chefs s'applique sur la paroi thoracique, et l'autre sur la face interne du bras ; elle est destinée à empêcher l'excoriation des téguments par le plâtre.

Après avoir placé le membre dans la rectitude, en l'écartant légèrement du tronc, on glisse sous lui la pièce de tarlatane imbibée de plâtre, tenue par ses chefs supérieurs jusqu'à ce que le centre de l'échancrure, c'est-à-dire la partie comprise entre les branches de l'y, soit en contact avec le sommet du creux axillaire. L'un des chefs se trouve ainsi placé en dedans, l'autre en dehors du bras. Le chef antérieur est amené en avant sur le moignon de l'épaule, le contourne, se continue sur la paroi thoracique postérieure et supérieure, et vient se terminer sur la partie latérale opposée du thorax. Le chef postérieur est ramené de la même façon sur le moignon de l'épaule, croise l'antérieur au-dessus duquel il passe, de façon à compléter l'enveloppement du moignon de l'épaule, descend obliquement sur la paroi thoracique antérieure et va rejoindre, par son extrémité, celle de l'autre chef, sur la paroi latérale opposée.

On moule alors sur tout le membre supérieur la partic pleine de l'appareil, jusqu'à la racine des doigts, et l'on fixe bien au niveau du pouce, ce crochet que nous avons déjà signalé, et qui doit le contourner exactement.

Par dessus cet appareil, on applique alors une bande en tissu de coton ou cretonne, en l'enroulant et la serrant assez fortement de bas en haut, de façon que l'appareil embrasse très étroitement le membre, les bords de la tarlatane plâtrée étant au besoin rabattus par les doigts des aides, de manière à laisser à découvert en dehors le quart de la circonférence du membre. La même bande passe également sur le moignon de l'épaule, recouvre sur tous les points la tarlatane plâtrée en la maintenant serrée fortement et accolée au thorax. Le membre, pendant la constriction que l'on exerce au moyen de la bande, est tenu dans la rectitude et un peu écarté du corps.

Une fois cette application de la bande terminée, le chirurgien fléchit à angle droit sur le bras, l'avant-bras placé en demi pronation, rapproche l'un et l'autre, le plus possible du tronc, puis les maintient ainsi.

Pendant la dessication du plâtre. En même temps, avec une main, il exerce au niveau du coude, une traction assez forte destinée à assurer la réduction des fragments. Celle-ci, d'ailleurs, se fait très exactement avec l'autre main exerçant une forte pression au niveau de la fracture et amenant ainsi la coaptation.

Au bout de quelques instants, le plâtre s'est solidifié, et l'on enlève alors la bande de cretonne qui a servi à appliquer et à serrer sur les téguments, la tarlatane plâtrée. Cette bande se détache facilement par la nature même de son tissu, qui adhère faiblement au plâtre.

On la remplace par une nouvelle bande, et l'on soutient l'avant-bras par une écharpe, de façon à éviter que son poids ne puisse à la longue amener une fracture du plâtre au niveau du coude.

Dans les jours qui suivent l'application de l'appareil, si, par suite du dégonflement du membre, la gouttière plâtrée n'embrassait plus assez complètement les parties et qu'il y eût du jeu entre elles et le plâtre, il suffirait, pour assurer une contention exacte, d'enlever la bande de coton, de glisser et de comprimer de la ouate entre les valves de la gouttière et les parties correspondantes du membre, puis de replacer la bande de coton. De cette façon, l'immobilisation serait de nouveau réalisée d'une façon absolue.

LEVÉE DE L'APPAREIL

Le temps nécessaire pour la formation du cal est en moyenne de 30-35 jours : c'est donc au bout de ce temps qu'on pourra songer à enlever l'appareil : mais il ne faut pas oublier que par la suite de certaines circonstances, la consolidation peut être retardée : il faut se rappeler aussi la fréquence des pseudarthroses, au niveau de la diaphyse de l'humérus.

SOINS CONSÉCUTIFS

Après avoir enlevé la gouttière plâtrée, on peut constater, comme du reste à la suite de l'application de tout appareil immobilisateur, une atrophie musculaire parfois assez considérable, et des raideurs articulaires : elles sont dues à l'immobilité et au repos musculaire auquel le membre a été condamné.

Il faut sans retard s'efforcer de combattre ces complications, en cherchant à réveiller la contractilité musculaire, et à rendre aux articulations leur souplesse première. Quel traitement consécutif faut-il donc instituer ? Quels sont les moyens pouvant remplir ce double but ? On pourra recourir avec avantage, aux douches de vapeur, aux frictions stimulantes, aux massages, et à la mobilisation graduelle.

AVANTAGES DE LA GOUTTIÈRE PLATRÉE

Cet appareil présente l'avantage de pouvoir servir dans les diverses fractures de l'humérus, chez des blessés de stature et de développement corporel différents, puisqu'il est dessiné par le chirurgien lui-même, de façon à s'adapter exactement au membre blessé. C'est donc, on le voit, un appareil appelé à rendre les plus grands services à la campagne, étant donnée la facilité que l'on a pour se procurer la tarlatane, les bandes et le plâtre.

En outre, il réalise parfaitement les *desiderata* suivants :

1° Tout d'abord, la réduction de la fracture est maintenue grâce à l'extension faite par la main du chirurgien au niveau du coude, pendant la dessication du plâtre.

Cette extension est rendue définitive grâce à la partie anti-brachiale, devenue rigide, de l'appareil qui forme gouttière au niveau du pli du coude, et empêche l'ascension du fragment inférieur.

La contre extension est assurée par la pression de la partie supérieure de la gouttière brachiale contre le sommet de l'aisselle.

2° Le moignon de l'épaule est complètement recouvert par les chefs supérieurs de l'appareil, qui assurent ainsi l'immobilisation de l'articulation scapulohumérale. En outre l'appareil est solidement fixé par l'entrecroisement des chefs, jusque sur la partie opposée de la poitrine ; il n'a donc qu'une très faible tendance à se déplacer.

3° Enfin, comme nous l'avons dit, lorsque la tuméfaction du membre diminue, il peut arriver que, par suite de cette rétraction des tissus, un léger vide se produise entre le plâtre et les parties molles. Il en résulte une contention imparfaite du membre pouvant amener une consolidation retardée ou vicieuse par suite des ballottements auxquels il est exposé dans la gouttière, mais il est facile de parer à ces inconvénients et d'assurer exactement le maintien des

fragments en place, en insinuant, après avoir enlevé
la bande de cretonne, des morceaux de coton, entre
les faces interne et externe du bras, et la portion correspondante des valves de la gouttière.

On obtient, par ce traitement des fractures de l'humérus, d'excellents et rapides résultats. M. Chandelux
a eu occasion de l'employer six fois. L'observation
détaillée des malades n'a pas été prise, mais une note
sommaire existe sur chacun d'eux. Ces cas se décom-
posent ainsi : une fracture du col anatomique, une
fracture du col chirurgical, deux fractures de la diaphyse, une fracture sus-condylienne, une fracture
articulaire en *T* de l'extrémité inférieure.

Dans tous les cas, la consolidation a été parfaite,
sans raccourcissement, et les blessés, au bout de trois
mois au maximum, avaient reconquis l'intégrité absolue
des mouvements du membre. La seule déformation qui
ait pu être notée est un élargissement transversal de
cinq millimètres, de l'extrémité inférieure de l'humérus,
mesurée de l'épicondyle à l'épitrochlée, chez le malade
de la fracture en *T*, mais les mouvements de flexion et
d'extension de l'avant-bras sur le bras, étaient, néanmoins, parfaits chez lui.

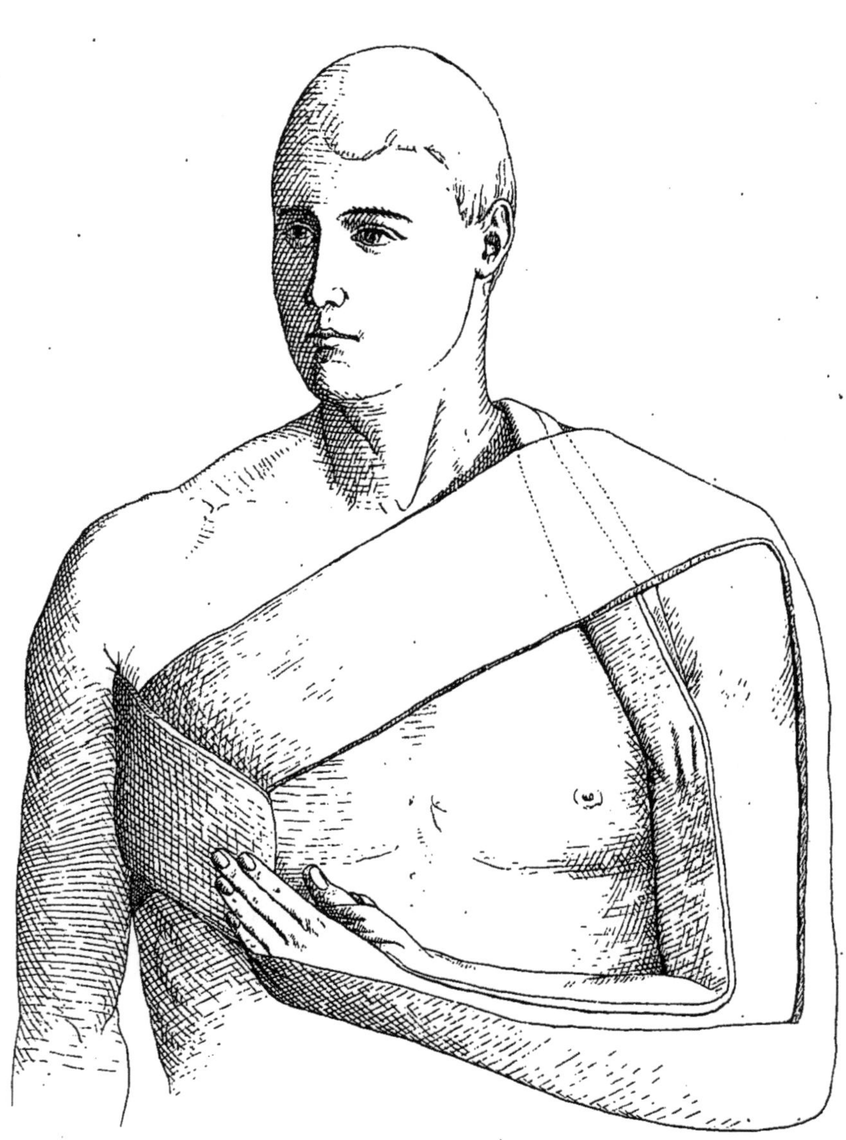

CONCLUSIONS

Nous croyons, donc pouvoir poser les conclusions suivantes :

1° Le traitement des fractures de l'humérus par la gouttière plâtrée de Hennequin, modifiée, avec chefs supérieurs réclinés, assure une contention et une immobilisation parfaites des fragments.

2° Cet appareil, par sa simplicité, par la facilité que l'on a à se procurer partout ce qui est nécessaire pour l'établir, par la possibilité de l'adapter à tous les blessés, puisque le modèle en est taillé par le chirurgien lui-même, cet appareil, disons-nous, peut rendre les plus grands services.

3° Chez les enfants, dans un grand nombre de cas, on

devra y avoir recours. Mais lorsqu'il s'agit de ces fractures de l'extrémité inférieure étudiées par M. Laroyenne et par M. Berthomier, son élève, on ne devra pas oublier que, si cet appareil est appliqué, l'avant-bras, au lieu d'être fléchi à angle droit, sera maintenu dans l'extension sur le bras.

INDEX BIBLIOGRAPHIQUE

ANGER. — *Traité des Maladies chirurgicales*, 1866.

BERTHOMIER. — Thèse de Paris, 1875.

CADET. — Thèse de Paris, 1889.

DESPRÈS. — Chirurgie journalière, 1877.

DECAMPS. — Thèse de Paris, 1888.

CHARRON. — Thèse de Paris, 1886.

GOSSELIN. — Cliniques de la Charité, 1867.

GOUÉRY. — Thèse de Paris, 1882.

HENNEQUIN. - *Revue de Chirurgie*, 1887.

KŒNIG. -- *Traité de Chirurgie*, 1890.

FOLLIN. — *Traité de Pathologique externe*, tome II.

RECLUS. — *Traité de Chirurgie*, 1890.

MALGAIGNE. — *Traité des Fractures*, 1847.

NÉLATON. — *Pathologie chirurgicale*, tome I.

LEDRAN. — Mémoires de l'Académie royale de Chirurgie, 1743.

TRÉLAT. — *Gazette des Hôpitaux*, 1881.

PACKARD. -- *Encyclopédie de Chirurgie*.

DE SAINT-GERMAIN. — *Traité des Maladies des enfants*, 1884.

3118 —Imprimerie Nouvelle Lyonnaise, rue Ferrandière, 52.

9 782016 113127